U0189569

Oncology Radiation Therapy Resident Handbook

肿瘤放射治疗

住院医师手册

主审　于金明　王俊杰

主编　滕　峰　张　烨

中国科学技术出版社

·北　京·

图书在版编目（CIP）数据

肿瘤放射治疗住院医师手册 / 滕峰，张烨主编. —北京：中国科学技术出版社，2023.9（2024.8 重印）

ISBN 978-7-5236-0256-0

Ⅰ. ①肿… Ⅱ. ①滕… ②张… Ⅲ. ①肿瘤—放射治疗学—手册 Ⅳ. ① R730.55-62

中国国家版本馆 CIP 数据核字（2023）第 084447 号

策划编辑　孙　超　焦健姿
责任编辑　孙　超
文字编辑　冯俊杰　方金林
装帧设计　华图文轩
责任印制　徐　飞

出　　版　中国科学技术出版社
发　　行　中国科学技术出版社有限公司
地　　址　北京市海淀区中关村南大街 16 号
邮　　编　100081
发行电话　010-62173865
传　　真　010-62179148
网　　址　http://www.cspbooks.com.cn

开　　本　787mm×1092mm　1/32
字　　数　161 千字
印　　张　9.5
版　　次　2023 年 9 月第 1 版
印　　次　2024 年 8 月第 2 次印刷
印　　刷　北京盛通印刷股份有限公司
书　　号　ISBN 978-7-5236-0256-0/R · 3104
定　　价　88.00 元

编著者名单

主　审　于金明　王俊杰

主　编　滕　峰　张　烨

副主编　任　刚　路　顺　王健仰　朱　慧

编　者（以姓氏笔画为序）

于金明　山东省肿瘤医院
马玉超　中国医学科学院肿瘤医院
王　政　天津环湖医院
王俊杰　北京大学第三医院
王健仰　中国医学科学院肿瘤医院
邓　垒　中国医学科学院肿瘤医院
田素青　北京大学第三医院
朱　慧　山东省肿瘤医院
任　刚　北京大学首钢医院
刘　明　河北医科大学第三医院
刘　欣　中国医学科学院肿瘤医院
刘朝兴　河北省石家庄市人民医院
孙　冰　中国人民解放军总医院第五医学中心
李　宁　中国医学科学院肿瘤医院
张　烨　中国医学科学院肿瘤医院
张　敏　北京大学人民医院
陈一兴　复旦大学附属中山医院
孟庆宇　北京协和医院
钟秋子　国家卫生健康委北京医院

俞　伟　中国人民解放军总医院第一医学中心
洛小林　国家卫生健康委中日友好医院
晏俊芳　北京协和医院
唐　源　中国医学科学院肿瘤医院
崔　迪　北京大学国际医院
甄凯宏　河北省胸科医院
路　顺　四川省肿瘤医院
蔡博宁　中国人民解放军总医院第一医学中心
滕　峰　国家卫生健康委中日友好医院

内容提要

本书是国内第一部基于调强放疗的住院医师手册，由国家卫生健康委中日友好医院滕峰教授、中国医学科学院肿瘤医院张烨教授联合牵头，组织国内知名中青年放疗专家共同编写而成。编者聚焦各类肿瘤放射治疗的常见适应证及治疗方案，对头颈部肿瘤、胸部肿瘤、腹部肿瘤、乳腺与妇科肿瘤、皮肤与软组织肿瘤、淋巴瘤与转移瘤的放射治疗临床实践进行了全面阐释。书中根据肿瘤的不同，详细介绍了病变的基本特点、诊断、分期、治疗原则，以及定位、靶区勾画、处方剂量、并发症处理等放射治疗的全流程要点，并结合实际病例对典型靶区勾画进行了描述。本书内容精练，条理清晰，是一部实用的口袋书，适合放射治疗相关专业医生、医学生在开展常规放射治疗工作时参考阅读。

主审简介

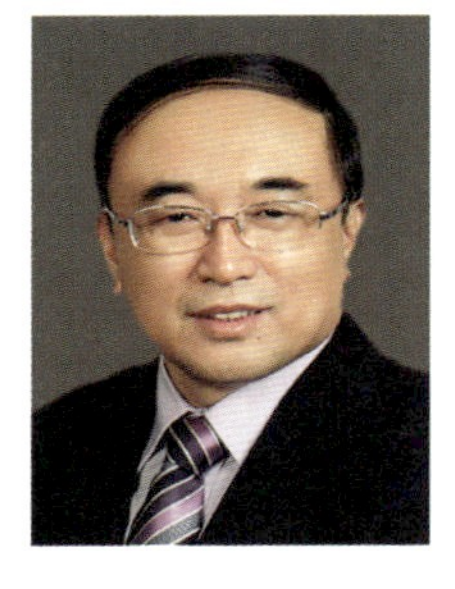

于金明　中国工程院院士，山东省肿瘤医院院长，山东第一医科大学名誉校（院）长，中央保健联系专家，中国临床肿瘤学会（CSCO）候任理事长，中国抗癌协会副理事长，山东省抗癌协会理事长，山东省医学会肿瘤学分会主任委员，《中华肿瘤防治杂志》等多种核心期刊的主编或副主编。参与过中国、美国、加拿大及欧洲等多个国家或地区的肿瘤临床治疗指南和规范的修改，主持国家“863计划”课题、国家“十五”“十一五”“十二五”重大攻关课题、国家自然科学基金等多项科研课题。获国家科技进步二等奖、何梁何利基金科学与技术进步奖、山东省科技进步最高奖等奖项。以第一作者及通讯作者身份在国内外学术期刊发表论文600余篇，其中*Cancer*、*J Nucle Med*、*Int J Rad Onc Biophysics*等国际知名SCI期刊收载论文200余篇。

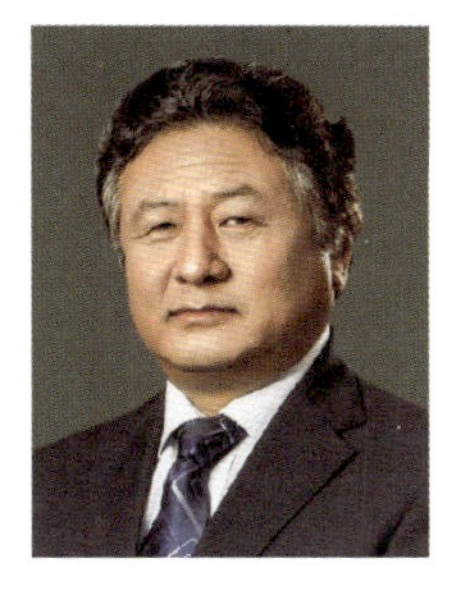

王俊杰　主任医师，教授，博士研究生导师，中国放射性粒子微创近距离治疗领域学科奠基人，北京大学第三医院肿瘤放疗科主任，北京大学放射肿瘤学系副主任，中华医学会放射肿瘤治疗学分会主任委员，中国核学会近距离治疗与智慧放疗分会第一届理事长，中国抗癌协会肿瘤微创治疗专业委员会副主任委员，中国医师协会粒子植入治疗专家委员会执行主任委员，中国医师协会肿瘤放射性粒子近距离治疗专业委员会前任主任委员，《中国放射医学与防护杂志》副主编、*Brachytherapy* 编委。主持国家自然科学基金、国家教育部博士点基金、首都重大专项和首都发展基金等多项科研课题。获北京市科技进步一等奖、教育部高等院校科学研究成果二等奖、中国核学会核科技成果奖和华夏医学三等奖等奖项。主编《放射性粒子组织间近距离治疗肿瘤》《放射性粒子组织间近距离治疗前列腺癌》《放射性粒子治疗肿瘤临床应用规范》《肿瘤放射性粒子治疗规范》《3D 打印技术与精准粒子植入治疗学》《影像

引导高剂量率后装精准近距离治疗学》等10余部治疗规范和著作，以第一作者及通讯作者身份在 *JCO*、*Molecular Cancer*、*Seminars in Cancer Biology*、*J Immunother Cancer*、*Theranostics*、*Int J Radiat Oncol Biol Phys*、*Cancers* 等国际知名SCI期刊发表论文79篇，在中文核心期刊发表论文115篇。

主编简介

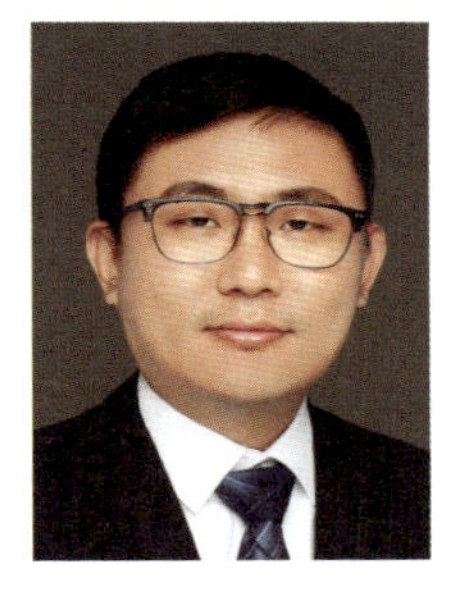

滕　峰　医学博士，国家卫生健康委中日友好医院放疗科副主任医师。中组部、团中央第22批博士服务团成员，新疆生产建设兵团第七师医院副院长，兼任新疆建设兵团奎屯中医院党委委员、副院长，中国老年医学保健研究会肿瘤防治分会科研转化专家委员会主任委员，中国中医药信息研究会青年医师分会常务理事、放射治疗学组副组长，中国医师协会放射肿瘤治疗医师分会中枢神经肿瘤学组委员、头颈部肿瘤学组委员，北京抗癌协会癌症康复与姑息治疗专业委员会青年委员，北京医学奖励基金会脑转移瘤专家委员会委员，北京癌症防治学会头颈肿瘤 MDT 专家委员会委员、放射治疗学组专家委员会委员。从事肿瘤放射治疗工作 20 余年，参与多项国家自然科学基金课题。主译《肿瘤再程放疗（原书第 2 版）》，以第一作者及通讯作者身份在 *Radiother Oncol*、*Front Oncol* 等 SCI 期刊发表学术论文多篇。

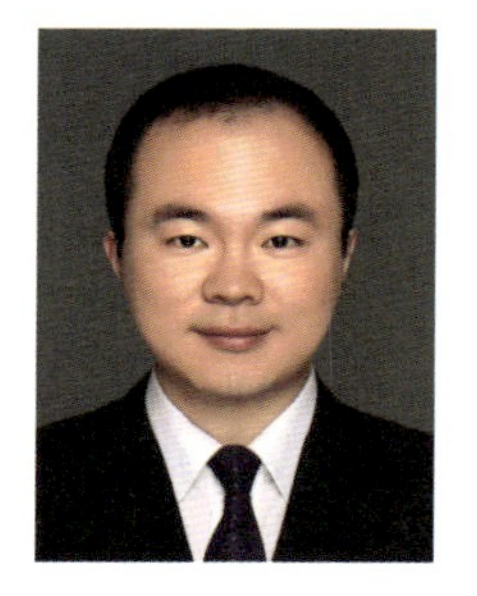

张　烨　医学博士，中国医学科学院肿瘤医院放疗科副主任医师，硕士研究生导师。中华医学会放射学分会头颈学组委员，中国临床肿瘤学会（CSCO）鼻咽癌专家委员会委员，中国医药教育协会肿瘤放疗专家委员会常务委员、头颈肿瘤专家委员会副主委兼秘书长，中国医师协会毕业后医学教育放射肿瘤专家委员会委员，中国抗癌协会鼻咽癌专家委员会青年委员副主委、神经肿瘤专业委员会青年委员，中国老年学和老年医学学会老年肿瘤分会放射肿瘤治疗学专家委员会常务委员，吴阶平基金会放射治疗专家委员会青年委员副主委。从事肿瘤放射治疗工作20余年，主持及参与国家“十三五”重大专项子课题，北京市、医科院和国家癌症中心科研课题等多项科研课题，拥有国家发明专利及实用新型专利各1项。副主编著作2部，以第一作者及通讯作者身份在SCI期刊及中文核心期刊发表论文30余篇。

副主编简介

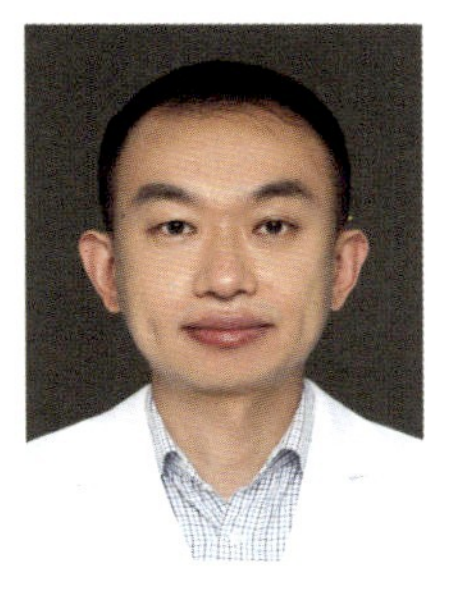

任　刚　医学博士，博士后，副主任医师，硕士研究生导师，北京大学首钢医院放射治疗科主任。中华医学会放射肿瘤治疗学分会放射外科学组委员、免疫放疗学组委员，中国临床肿瘤学会（CSCO）胰腺癌专家委员会委员，中国老年保健医学研究会肿瘤防治分会委员，《中国临床肿瘤学会胰腺癌诊疗指南》《中国医师协会胰腺癌放射外科指南》执笔专家。主持及参与国家自然科学基金、首都卫生发展科研专项基金、中国博士后基金等多项科研课题。主译《肿瘤再程放疗（原书第2版）》，以第一作者及通讯作者身份在国内外学术期刊发表论文50余篇。

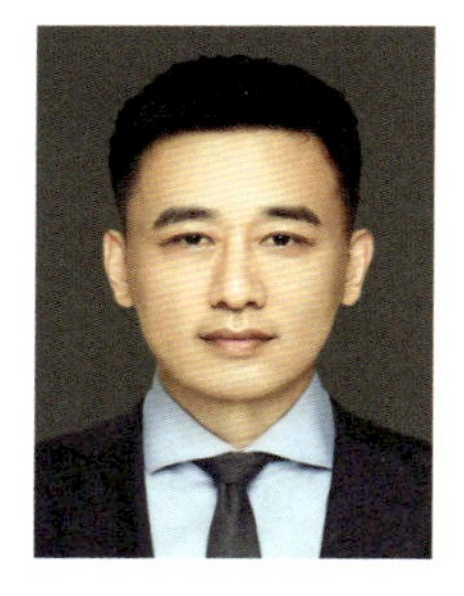

路　顺　主任医师、研究员，博士研究生导师，四川省肿瘤医院副院长。中华医学会放射肿瘤治疗学分会青年委员、放射生物学组委员，中国抗癌协会青年理事、放射肿瘤治疗专家委员会青年委员，四川省医学会细胞生物治疗专家委员会副主任委员。

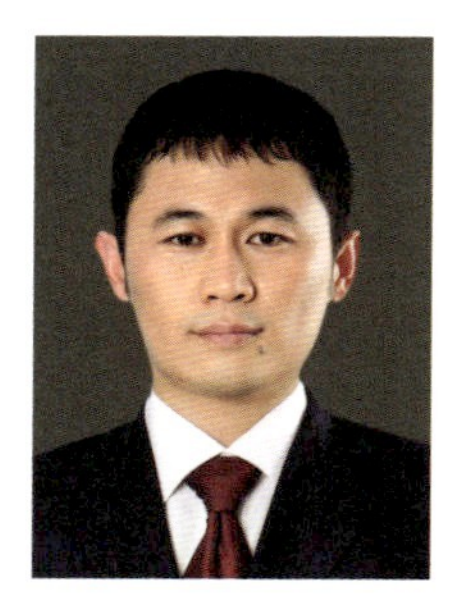

王健仰　医学博士，硕士研究生导师，中国医学科学院肿瘤医院副主任医师。中国医师协会住院医师规范化培训放射学科专家委员会总干事，中国老年医学会放射肿瘤学专家委员会常务委员，北京抗癌协会食管癌专家委员会委员。主持国家自然科学基金 2 项，国家重点研发计划子课题 1 项，院校级科研课题 4 项。以第一作者及通讯作者身份在国内外学术期刊发表论文 30 余篇。

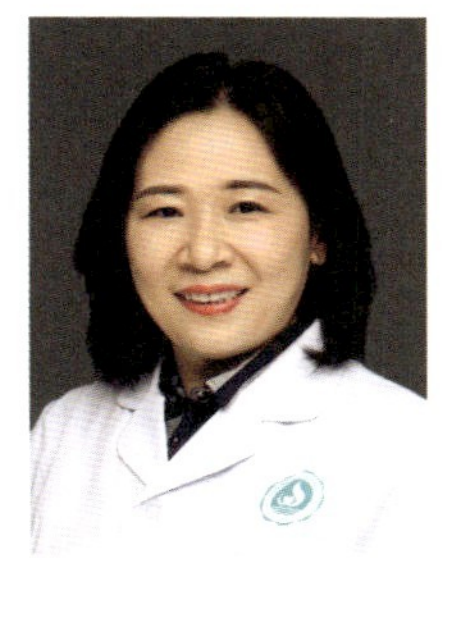

朱　慧　主任医师，博士研究生导师，山东省肿瘤医院胸部放疗六病区主任。齐鲁卫生与健康领军人才，中国抗癌协会放疗专业委员会委员、肺癌学组委员，山东省抗癌协会小细胞肺癌分会主任委员、放疗专业委员会常务委员。主持国家自然科学基金6项。获山东省科技进步二等奖2项。以第一作者及通讯作者身份在SCI期刊发表论文40余篇。

序

放射治疗至今已有100余年历史，从1895年德国物理学家伦琴发现了X线，1896年用X线治疗了第1例晚期乳腺癌患者开始，至今肿瘤放射治疗已成为一门独立的临床学科，并与药物治疗和手术治疗一同成为当今恶性肿瘤的三大治疗手段。2014年世界卫生组织（WHO）统计结果表明，癌症的治愈率为55%（外科手术是27%，放射治疗为22%，化疗及其他治疗为6%）。近年来，随着靶向治疗、免疫治疗的出现，药物治疗在肿瘤治愈率中的贡献进一步增加，药物治疗与放射治疗的联合应用也进一步提高了放射治疗的治愈率。

我国放射治疗学泰斗吴桓兴和谷铣之教授早在20世纪60年代初期即提出放射治疗是一个独立学科，放射治疗医师作为临床医师，必须亲自询问病史、检查患者、申请所需的检查，必要时亲自取活体组织送检，独立做出诊断，确定治疗原则，制订放射治疗方案。放射治疗医师在治疗前，向患者及家属交代病情、注意事项、放射治疗可能的不良反应及其预防和处理、预后等；在治疗过程中，观察患者的状态并做出相应的处理；在治疗结束后，书写总结，对预后进行推断，定期随诊。由此可见放射治疗医师首先是一名临床肿瘤医师，需要熟悉肿瘤学原理、治疗原则等知识。此外，放射治疗医师还要具备放射影像学、放射物理学、放射生物学等综合知识。

在临床实践中，放射治疗本身是个较大的系统工程。为满足我国肿瘤患者的放射治疗需求，尽快培养出更多合格的放射治疗医生，由滕峰教授、张烨教授主编，任刚教授、路顺教授、王健仰教授、朱慧教授副主编，联合众多知名中青年放射治疗专家，共同编写了这部涉及常见肿瘤放射治疗全流程的《肿瘤放射治疗住院医师手册》。该手册非常适合肿瘤放射治疗医师在临床工作中阅读参考，可进一步规范治疗，提高疗效。

希望广大读者能从该手册中获得知识，为日后成为一名更加优秀的肿瘤放射治疗医师打好坚实的基础。

中国工程院院士

山东省肿瘤医院院长

中华医学会放射肿瘤治疗学分会主任委员

北京大学第三医院肿瘤放疗科主任

前 言

放射治疗是恶性肿瘤的重要治疗手段之一，50%～70% 的肿瘤患者在病程中需要接受放射治疗。放射肿瘤学本身是一个专业性很强的学科，对临床医师的理论知识和实践经验要求较高。放射治疗过程涉及定位、靶区勾画、处方剂量计算、计划设计、校位、摆位等多道程序。对于初学者或低年资医师来说，难以全流程熟练掌握放射治疗各环节要点并保证不出现失误。因此，在临床实践工作中亟须一部简明扼要、重点突出的便捷式工作手册，以便在开展常规放射治疗工作时参阅。

市面上现有的此类放射治疗手册多为 10 多年前的版本，书中介绍的不少放射治疗内容已明显滞后。随着放射治疗技术的不断发展进步，确实需要一部更适合目前调强放疗技术和设备的参考书。

本书由国内多家大型放射治疗中心的中青年专家根据我国放射治疗设备情况和实际使用常规精心编写，内容精练简明，条理流畅清晰，涵盖头颈部肿瘤、胸部肿瘤、腹部肿瘤、乳腺与妇科肿瘤、皮肤与软组织肿瘤、淋巴瘤与转移瘤，但并不追求特定病种的全面概述和治疗进展，更适合低年资的住院医师、研究生、进修医生在临床上开展常规放射治疗工作中随时查阅指导操作。

诚然，想要成为一名优秀的肿瘤放射治疗医师，不仅要系统学习放射物理学、放射生物学、肿瘤学等相关知识，还要在临床实践中不断训练沟通交流的能力。在此，谨希望本书能为放射治疗专业的同道提供简单实用的临床操作说明。

国家卫生健康委中日友好医院

中国医学科学院肿瘤医院

目　录

第 1 章　鼻咽癌

一、基本特点

鼻咽癌是发生于鼻咽黏膜的恶性肿瘤，有特殊地域和种族分布的特点，常见于中国南方及东南亚国家和地区，患病危险因素主要包括遗传因素、EB 病毒感染、环境因素等。

二、诊断

依据病史和临床表现，通过体格检查、鼻咽镜、颅底和颈部增强 MRI、胸腹部 CT 或腹部超声、全身骨扫描、PET/CT 等影像学检查，以及病理诊断、EB 病毒核酸定量等为诊断提供依据。

三、临床 TNM 分期

UICC/AJCC 第 8 版的临床 TNM 分期见表 1–1。

表 1–1　临床 TNM 分期（UICC/AJCC 第 8 版）

T 分期

Tx：原发肿瘤无法评估

T_0：无原发灶证据，但有颈部淋巴结 EB 病毒阳性

T_1：肿瘤局限于鼻咽或侵犯口咽和（或）鼻腔，无咽旁间隙受累

（续　表）

T_2：肿瘤侵犯咽旁间隙和（或）邻近软组织受累（翼内肌、翼外肌、椎前肌）

T_3：肿瘤侵犯颅底骨质结构、颈椎、翼状结构和（或）鼻旁窦

T_4：肿瘤侵犯至颅内，有脑神经、下咽、眼眶、腮腺受累和（或）有超过翼外肌外侧缘的软组织侵犯

N 分期

Nx：无法评估区域淋巴结

N_0：无区域淋巴结转移

N_1：单侧颈部和（或）单侧 / 双侧咽后淋巴结转移，最大径≤6cm，位于环状软骨下缘以上

N_2：双侧颈淋巴结转移，最大径≤6cm，位于环状软骨下缘以上

N_3：单侧 / 双侧颈淋巴结转移，最大径＞6cm 和（或）位于环状软骨下缘以下

M 分期

M_0：无远处转移

M_1：有远处转移

临床分期

0 期：$TisN_0M_0$

Ⅰ期：$T_1N_0M_0$

Ⅱ期：$T_{0\sim1}N_1M_0$、$T_2N_{0\sim1}M_0$

Ⅲ期：$T_{0\sim2}N_2M_0$、$T_3N_{0\sim2}M_0$

ⅣA 期：$T_4N_{0\sim2}M_0$、$T_{0\sim4}N_3M_0$

ⅣB 期：$T_{任何}N_{任何}M_1$

四、治疗原则

1. 初治鼻咽癌

(1) Ⅰ期（$T_1N_0M_0$）：单纯放疗。

(2) Ⅱ期（$T_{0\sim1}N_1M_0$、$T_2N_{0\sim1}M_0$）：无淋巴结转移者，考虑单纯放疗；伴淋巴结转移者，同步放化疗（首选顺铂 100mg/m^2，每 3 周 1 次；或者 EGFR 单抗治疗）。

(3) Ⅲ～ⅣA 期：多采用同步放化疗；肿瘤负荷较大者可采用诱导新辅助化疗（TPF 方案：多西他赛 60mg/m^2，第 1 天；顺铂 60mg/m^2，第 1 天；氟尿嘧啶 600mg/m^2，第 1～5 天；每 3 周 1 次。GP 方案：吉西他滨 1000mg/m^2，第 1 天和第 8 天；顺铂 80mg/m^2，第 1 天；每 3 周 1 次。TP 方案：多西他赛 75mg/m^2，第 1 天；顺铂 75mg/m^2，第 1 天；每 3 周 1 次）联合同步放化疗（首选顺铂 80mg/m^2，第 1 天，每 3 周 1 次；或者 EGFR 单抗治疗）。

(4) ⅣB 期：采用化疗为主（首选顺铂 80mg/m^2，第 1 天；吉西他滨 1000mg/m^2，第 1 天和第 8 天；每 3 周 1 次），辅以转移病灶姑息放疗。

2. 复发或转移鼻咽癌

放疗后 1 年以内鼻咽局部复发者，尽量不采用再程常规外照射，可选用手术、化疗等。

放疗后颈淋巴结复发者，建议手术治疗，不能手术者可采用化疗。

放疗后 1 年以上鼻咽局部复发者，评估尽量手术治疗，不可手术者可选用再程根治性放疗，辅以联合化疗或免疫治疗。

复发鼻咽癌再程放疗时，只照射复发部位，一般不做区域淋巴引流区的预防照射［可参考《肿瘤再程放疗（原书第 2 版）》］。

对于已经出现脑、脊髓放射性损伤、鼻咽部溃疡等的患者，不主张再程常规外照射，建议化疗为主。

对于远处转移患者，推荐化疗或联合免疫治疗、靶向治疗，或辅以局部转移病灶放疗。

五、放疗

1. 模拟定位

采用仰卧，头过伸位。利用外置三维激光进行摆位，要求人体正中矢状线与激光 Y 轴平行，患者头部及身体不产生偏侧、旋转。选择合适的头枕，采用头颈肩热塑膜固定。定位前需要进行口腔预处理，定位时取下患者的带有金属的假牙、义齿及其他配饰。

2. 靶区的定义和勾画

(1) 原发灶 GTVp：定义为临床检查、内镜、CT/MRI/PET 多模态影像综合所见的原发病灶。

(2) 原发灶 CTV：包括 CTV_1 和 CTV_2。

CTV_1：鼻咽原发灶及其周围可能侵犯的区域，

即 GTV 外放至少 5mm 边界（邻近重要 OAR 时，可缩小至 1mm）。

CTV_2：包括整个鼻咽腔在内的需要预防照射的亚临床病灶区域，即在 CTV_1 的基础上再外扩 5mm 范围 + 鼻咽腔（临近重要 OAR 时，可缩小至 2mm），同时必须包括以下结构，即前界包括覆盖鼻腔后部 5mm 及上颌窦后部 5mm，后界包括斜坡前 1/3（若未受侵犯）或全部斜坡（若受侵犯）、椎前肌肉、颈椎前 5mm，上界包括下 1/2 蝶窦（$T_{1\sim2}$）或全部蝶窦（$T_{3\sim4}$）、后组筛窦（无蝶窦、鼻腔侵犯者，后组筛窦可以不包括在内）、患侧海绵窦（$T_{3\sim4}$），两侧界包括整个咽旁间隙，颅底部分须包括部分颅中窝、圆孔、卵圆孔、破裂孔、岩骨尖及颈静脉孔等重要解剖结构，向下达口咽上部至 C_2 颈椎中平面。

(3) 颈淋巴结 GTVnd：为 CT/MRI/PET 多模态影像综合所见的颈部病灶。阳性病灶定义为横断面图像上淋巴结最小径≥1cm，咽后淋巴结超过 5mm，淋巴结内中央坏死或环形强化（不论大小），同一高危区≥3 个淋巴结且其中一个最大横断面的最小径≥8mm，3 个及以上淋巴结相互融合，淋巴结包膜外侵犯（包括淋巴结边缘不规则强化、周围脂肪间隙部分或全部消失）。

(4) 颈淋巴结引流区 CTV 的范围：N_0 应包括Ⅱ区，N^+ 应包括转移淋巴结所在区的下一区。颈部淋巴结 CTV 分为高危区 CTV_1 和低危区 CTV_2。

高危区 CTV_1：在 GTVnd 的基础上外扩 5mm 范围（若有包膜受侵，则考虑为 10mm）。

低危区 CTV_2：在 CTV_1 的基础上再外扩 5mm+ 淋巴引流区。

3. 重要器官勾画

包括脊髓、脑干、颞叶、垂体、腮腺、颌下腺、内耳及中耳、晶状体，眼球、视神经及视交叉、口腔、颞颌关节、下颌骨、气管、喉（声带）、甲状腺、咽缩肌、环咽入口及食管、肺尖。

六、靶区勾画示例

病例 1：患者青年男性，鼻咽非角化型癌，根据 UICC/AJCC 第 8 版分期为Ⅲ期（$T_3N_2M_0$）。治疗方案采用新辅助化疗 + 同步放化疗，靶区根据新辅助化疗后 MRI 勾画。红色区域为肿瘤病灶及阳性淋巴结，给总量 PGTV DT70Gy；蓝色区域包括肿瘤病灶及整个鼻咽黏膜、周围肌肉间隙、部分斜坡、颅底孔道及海绵窦底部等高危区，给予 PTV_1 DT66Gy；黄色区域为包括头长肌、咽旁间隙、斜坡、颅底骨质、海绵窦等低危区，给予 PTV_2 DT60Gy；橙色区域为低危淋巴引流区，给予 PTV_3 DT54Gy。正常器官限量按 RTOG 常规剂量限制。具体见图 1-1。

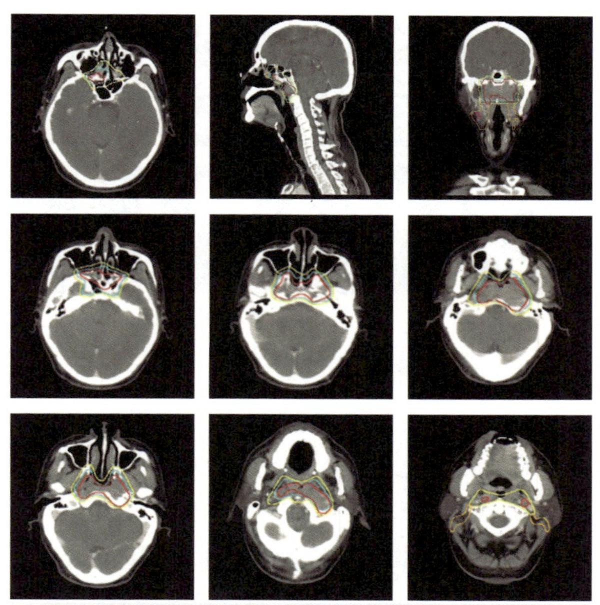

▲图 1-1　病例 1 靶区勾画

病例 2：患者中年女性，鼻咽非角化型癌，根据 UICC/AJCC 第 8 版为Ⅱ期（$T_1N_1M_0$）。治疗方案采用同步放化疗。红色区域为肿瘤病灶区，给予 PGTV DT70Gy；黄色区域包括肿瘤病灶及整个鼻咽黏膜，部分周围肌肉间隙等高危区，给予 PTV_1 DT66Gy；蓝色区域包括头长肌、咽旁间隙、颅底孔道等低位区，给予 PTV_2 DT60Gy；绿色区域为淋巴引流区，给予 PTV_3 DT54Gy。正常器官限量按 RTOG 常规剂量限制。具体见图 1-2。

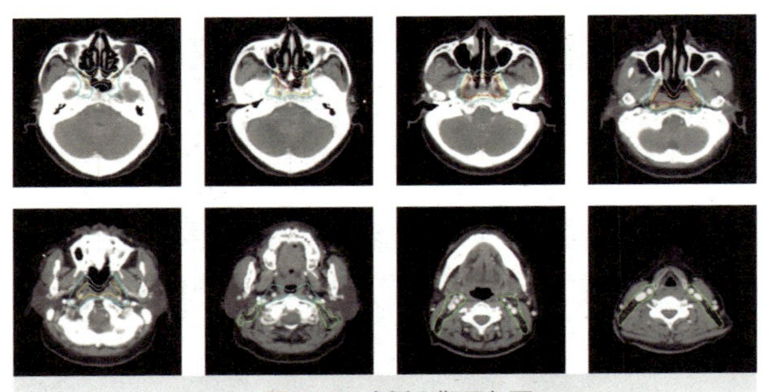

▲图1-2　病例2靶区勾画

病例3：患者中年女性，鼻咽非角化型癌，根据UICC/AJCC第8版分期为ⅣA期（$T_4N_0M_0$）。治疗方案采用新辅助化疗+同步放化疗及分子靶向治疗，靶区根据新辅助化疗后MRI勾画。红色区域为肿瘤病灶，给予PGTV DT70Gy；紫色区域包括肿瘤病灶及整个鼻咽黏膜、周围肌肉间隙、斜坡、颅底孔道及海绵窦底部等高危区，给予PTV_1 DT66Gy；天蓝色区域包括低危区，给予PTV_2 DT60Gy；蓝色区域为淋巴引流区，给予PTV_3 DT54Gy。由于病灶侵犯颅底斜坡、海绵窦区，脑干限制最大剂量<60Gy，其余器官限量按RTOG常规剂量限制。具体见图1-3。

病例4：患者老年男性，鼻咽非角化型癌，根据UICC/AJCC第8版分期为ⅣA期（$T_4N_2M_0$）。治疗方案采用新辅助化疗+同步放化疗及分子靶向治疗，靶区根据新辅助化疗后MRI勾画。红色

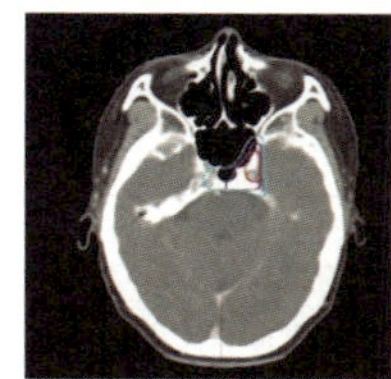
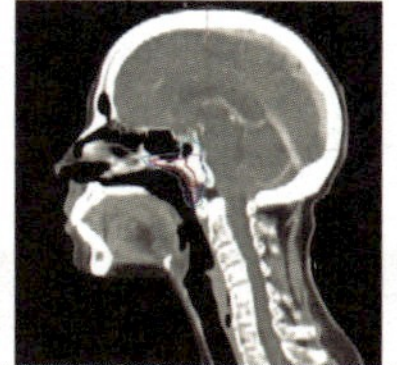
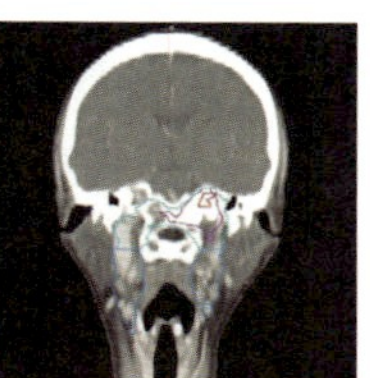

▲图 1-3　病例 3 靶区勾画

区域为肿瘤病灶，给予 PGTV DT70Gy；黄色区域包括肿瘤病灶及整个鼻咽黏膜、周围肌肉间隙、颅底孔道、部分蝶窦、眼球后及海绵窦等高危区，给予 PTV_1 DT66Gy；蓝色区域包括头长肌、咽旁间隙、部分斜坡、颅底骨质、上颌窦后间隙、后鼻孔、蝶窦、筛窦、海绵窦在内的低危区，给予 PTV_2 DT60Gy；紫色区域为淋巴引流区，给予 PTV_3 DT54Gy。病灶侵犯右眼球后，右侧视神经难以限量，视交叉及右眼球最大剂量＜60Gy，其余器官限量按 RTOG 常规剂量限制。具体见图 1-4。

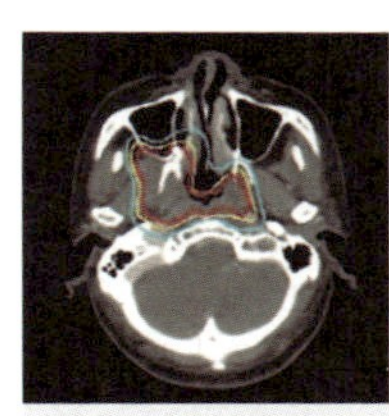
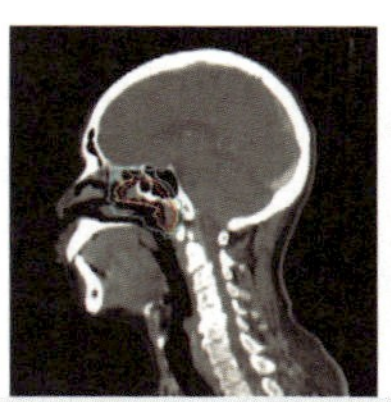
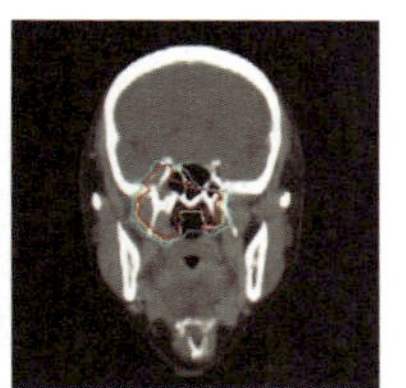

▲图 1-4　病例 4 靶区勾画

七、靶区处方剂量与正常组织剂量

具体见表 1-2 和表 1-3。

表 1-2　靶区处方剂量

大体肿瘤 GTV	70Gy/30～33f，根据 GTV 退缩情况可局部加量
高危区 CTV_1	60～66Gy/30～33f
低危区 CTV_2	54～60Gy/30～33f
阳性淋巴结 GTV	同大体肿瘤 GTV
淋巴引流区剂量 CTVln	50～54Gy/30～33f

表 1-3　正常组织剂量及体积限制

Ⅰ类器官	非常重要、必须保护的正常组织
脑干 / 视交叉 / 视神经	D_{max} 54Gy 或 1% 体积＜60Gy
脊髓	D_{max} 45Gy 或 1% 体积＜50Gy
脑组织、颞叶	D_{max} 60Gy 或 1% 体积＜65Gy
Ⅱ类器官	重要的正常组织，在不影响 GTV、CTV 剂量覆盖的条件下尽可能保护
腮腺、颌下腺	至少一侧腮腺、颌下腺平均剂量＜ 26Gy，或至少一侧腮腺、颌下腺 50% 腺体受量＜30Gy，或至少 20ml 的双侧腮腺、颌下腺体积接受＜20Gy 的剂量
下颌骨 / 颞颌关节	D_{max} 70Gy 或 $1cm^3$＜75Gy

（续　表）

Ⅲ类器官	其他正常组织结构，在满足Ⅰ类和Ⅱ类正常组织结构保护条件，不影响 GTV、CTV 的剂量覆盖条件下尽可能保护
眼球	平均剂量＜35Gy
晶状体	平均剂量＜9Gy，越低越好
内耳 / 中耳	平均剂量＜50Gy
舌	D_{max} 55Gy 或 1% 体积＜65Gy

注意：应尽量保证计划的优先权；如果靶区剂量覆盖与正常组织限量不能同时满足时，参考以下优先顺序，即Ⅰ类正常组织结构＞肿瘤＞Ⅱ类正常组织结构＞Ⅲ类正常组织结构

（路　顺　洛小林）

第 2 章　口咽癌

一、基本特点

口咽癌是发生于舌根、扁桃体区、软腭和咽侧后壁的恶性肿瘤，以扁桃体癌最常见，舌根癌次之，软腭和咽侧后壁癌最少。病理类型以鳞癌最多见。国内外近几年口咽癌发病率逐渐增加，国内口咽癌主要病因是吸烟，同时与国外类似的是，国内 HPV 相关口咽癌的诊断逐渐增多。HPV 感染为口咽癌的重要病因和独立的预后因素。大量研究表明，HPV 阳性的口咽癌预后比 HPV 阴性的预后更好。HPV 相关口咽癌分期与非 HPV 相关的明显不同。

二、诊断

依据病史和临床表现，通过体格检查、咽喉镜、口咽和颈部增强 MRI、胸腹部 CT 或腹部超声、全身骨扫描、PET/CT 等影像学检查，以及病理诊断等为诊断提供依据。口咽癌常规应检测 HPV 状态，目前 IHC 检测 p16 表达较为常见。

三、临床 TNM 分期

UICC/AJCC 第 8 版的临床 TNM 分期见表 2-1。

表 2-1　临床 TNM 分期（UICC/AJCC 第 8 版）

口咽癌（p16+）

T 分期

T_0：无原发肿瘤证据

T_1：肿瘤最大径≤2cm

T_2：2cm＜肿瘤最大径≤4cm

T_3：肿瘤最大径＞4cm，或侵犯会厌的舌面

T_4：中等晚期局部病变，肿瘤侵犯喉、舌外肌、翼内肌、硬腭或下颌骨（舌根或会厌谷的原发肿瘤侵犯至会厌舌面黏膜并不意味着侵犯喉）

N 分期

临床 N 分期

Nx：区域淋巴结不能评估

N_0：无区域淋巴结转移

N_1：一个或多个同侧淋巴结转移，最大径≤6cm

N_2：对侧或双侧淋巴结转移，最大径≤6cm

N_3：转移淋巴结最大径＞6cm

病理 N 分期

Nx：区域淋巴结不能评估

pN_0：无区域淋巴结转移

pN_1：4 个或 4 个以下淋巴结转移

pN_2：4 个以上淋巴结转移

M 分期

M_0：无远处转移

M_1：有远处转移

G 分级

HPV 相关口咽癌目前不存在分级系统

（续　表）

预后分期

临床分期

Ⅰ期：$T_{0\sim2}N_{0\sim1}M_0$

Ⅱ期：$T_{0\sim2}N_2M_0$、$T_3N_{0\sim2}M_0$

Ⅲ期：$T_{0\sim3}N_3M_0$、$T_4N_{0\sim3}M_0$

Ⅳ期：$T_{任何}N_{任何}M_1$

病理分期

Ⅰ期：$T_{0\sim2}N_{0\sim1}M_0$

Ⅱ期：$T_{0\sim2}N_2M_0$、$T_{3\sim4}N_{0\sim1}M_0$

Ⅲ期：$T_{3\sim4}N_2M_0$

Ⅳ期：$T_{任何}N_{任何}M_1$

口咽癌（p16-）

T 分期

Tx：原发肿瘤无法评估

Tis：原位癌

T_1：肿瘤最大径≤2cm

T_2：2cm＜肿瘤最大径≤4cm

T_3：肿瘤最大径＞4cm，或侵犯至会厌舌面

T_4：中等晚期或极晚期局部病灶

T_{4a}：中等晚期局部病灶，肿瘤侵犯喉、舌外肌、翼内肌、硬腭或下颌骨（舌根或会厌谷的原发肿瘤侵犯至会厌舌面黏膜并不意味着侵犯喉）

T_{4b}：极晚期局部病灶，肿瘤侵犯翼外肌、翼板、鼻咽侧壁或颅底，或包绕动脉

N 分期

临床 N 分期

Nx：区域淋巴结无法评估

N_0：无区域淋巴结转移

N_1：同侧单个淋巴结转移，最大径≤3cm，ENE（-）

（续 表）

N_2：同侧单个淋巴结转移，3cm＜最大径≤6cm，ENE（−）；同侧多个或对侧或双侧淋巴结转移，最大径≤6cm，ENE（−）

N_{2a}：同侧单个淋巴结转移，3cm＜最大径≤6cm，ENE（−）

N_{2b}：同侧多个淋巴结转移，最大径≤6cm，ENE（−）

N_{2c}：对侧或双侧淋巴结转移，最大径≤6cm，ENE（−）

N_3：转移淋巴结最大径＞6cm，ENE（−）；或任何数目和大小的淋巴结转移，临床明显呈ENE（+）

N_{3a}：转移淋巴结最大径＞6cm，ENE（−）

N_{3b}：任何数目和大小的淋巴结转移，临床明显呈ENE（+）

病理N分期

Nx：区域淋巴结无法评估

N_0：无区域淋巴结转移

N_1：同侧单个淋巴结转移，最大径≤3cm，ENE（−）

N_2：同侧单个淋巴结转移，最大径≤3cm，EME（+）；或同侧单个淋巴结转移，3cm＜最大径≤6cm，ENE（−）；或同侧多个淋巴结转移，最大径≤6cm，ENE（−）；或双侧或对侧淋巴结转移，最大径≤6cm，ENE（−）

N_{2a}：同侧单个淋巴结转移，最大径≤3cm，ENE（+）；或同侧单个淋巴结转移，3cm＜最大径≤6cm，ENE（−）

N_{2b}：同侧多个淋巴结转移，最大径≤6cm，ENE（−）

N_{2c}：双侧或对侧淋巴结转移，最大径≤6cm，ENE（−）

N_3：转移淋巴结最大径＞6cm，ENE（−）；或同侧单个淋巴结转移，最大径＞3cm，ENE（+）；或同侧多个、双侧或对侧淋巴结转移，其中任何淋巴结呈ENE（+）；或对侧单个淋巴结转移，任意大小且ENE（+）

N_{3a}：转移淋巴结最大径＞6cm，ENE（−）

N_{3b}：同侧单个淋巴结转移，最大径＞3cm，EME（+）；或同侧多个、双侧或对侧淋巴结转移，其中任何淋巴结呈ENE（+）；或对侧单个淋巴结转移，任意大小且ENE（+）*

（续　表）

M 分期
M_0：无远处转移
M_1：有远处转移
G 分级
Gx：级别无法评估
G_1：高分化
G_2：中分化
G_3：低分化
G_4：未分化
预后分期
0 期：$TisN_0M_0$
Ⅰ期：$T_1N_0M_0$
Ⅱ期：$T_2N_0M_0$
Ⅲ期：$T_3N_0M_0$、$T_{1\sim3}N_1M_0$
ⅣA 期：$T_{1\sim3}N_2M_0$、$T_{4a}N_{0\sim2}M_0$
ⅣB 期：$T_{任何}N_3M_0$、$T_{4b}N_{任何}M_0$
ⅣC 期：$T_{任何}N_{任何}M_1$

*. 也有将“对侧单个淋巴结转移，最大径≤3cm，ENE（+）”，划分为 N_{2a} 的情况

四、治疗原则

国内相关指南尚未对口咽癌的治疗根据 HPV 状态加以区分，NCCN 指南根据 p16 状态对口咽癌的治疗分开描述，但是 HPV 相关口咽癌降低强度治疗仍处于临床试验阶段，目前临床实践中 HPV 相关和非 HPV 相关口咽癌治疗方案差异并不明显。

1. 放疗

(1) $T_{1\sim2}N_0M_0$：单纯放疗。

(2) $T_{1\sim4a}N_{1\sim3}M_0$、$T_{3\sim4a}N_0M_0$：同步放化疗（首选顺铂 100mg/m^2，每 3 周 1 次）。

(3) 部分 $T_{3\sim4a}N_{0\sim3}$：可选择诱导化疗，后续行同步放疗或单纯放疗。但是目前口咽癌诱导化疗证据级别较低，在 NCCN 指南为Ⅲ类证据（TPF 方案，多西他赛 60mg/m^2，第 1 天；顺铂 60mg/m^2，第 1 天；氟尿嘧啶 600mg/m^2，第 1～5 天；每 3 周 1 次。TP 方案，多西他赛 75mg/m^2，第 1 天；顺铂 75mg/m^2，第 1 天；每 3 周 1 次），联合同步放化疗（首选顺铂 80～100mg/m^2，第 1 天）。

(4) T_{4b}，或淋巴结不能手术切除，或其他不宜手术者：同步放化疗，或者诱导化疗 + 同步放疗或放化疗；PS 评分 3 分者可考虑姑息放疗、化疗或者其他姑息治疗。

2. 其他

对于 $T_{1\sim4a}N_{0\sim3}M_0$ 的口咽癌患者，均可考虑原发灶行手术切除 ± 同侧或双侧颈淋巴结清扫。具有术后不良预后因素者需行术后辅助放疗，并应在术后 6 周内开始。术后不良预后因素包括：ENE，切缘阳性或安全距离不足，$pT_{3\sim4}$，$pN_{2\sim3}$，颈部Ⅳ或Ⅴ区淋巴转移，神经浸润，血管侵犯，淋巴管侵犯。

(1) ENE：术后同步放化疗，Ⅰ类证据。

(2) 切缘阳性：术后同步放化疗。

(3) 其他不良因素：术后放疗，或者术后同步放化疗。

五、放疗

1. 模拟定位

采用仰卧，头过伸位。利用外置三维激光进行摆位，要求人体正中矢状线与激光 Y 轴平行，患者头部及身体不产生偏侧、旋转。选择合适的头枕，采用头颈肩热塑膜固定。定位前需要进行口腔预处理，定位时取下患者的带有金属的假牙、义齿及其他配饰。

2. 靶区的定义和勾画

(1) GTV：包括原发灶 GTVp 和颈淋巴结 GTVnd。

原发灶 GTVp：定义为临床检查、内镜、CT/MRI/PET 多模态影像综合所见的病灶。

颈淋巴结 GTVnd：为 CT/MRI/PET 多模态影像综合所见的颈部病灶。阳性病灶定义为横断面图像上淋巴结最小径≥1cm，咽后淋巴结超过4～5mm，淋巴结内中央坏死或环形强化（不论大小），同一高危区≥3 个淋巴结且其中一个最大横断面的最小径≥8mm。

(2) CTV：包括 CTV_1 和 CTV_2（表 2-2 和表 2-3）。

CTV_1：高危区，原发部位 GTV/ 瘤床及其周围 1.0cm 的区域，以及受累淋巴结所在的引流区。

舌根癌包括舌扁桃体、黏膜边缘、会厌前间隙。扁桃体癌包括舌扁桃体、咽旁间隙、临近上颚，进展期需包括翼状肌。颈部如果发生双侧淋巴结转移，包括双侧Ⅱ～Ⅴ区及双侧咽后淋巴结；单侧淋巴结转移，至少包括同侧的Ⅱ～Ⅴ区及 RP；如果口腔受累和（或）Ⅱ区前部受累，则需包括ⅠB 区。

CTV_2：低危区，一般包括 CTV_1 外扩 0.5～1.0cm 的区域或相应解剖区域，以及需要预防照射的淋巴引流区。需要预防照射的淋巴区域与临床分期及受累淋巴结所在区域有关，一般在阳性淋巴引流区的下一站。可适当根据临床分期、病理特征等扩大照射区域（局限于单侧的体积较小的扁桃体癌，对侧可免于照射）。

表 2-2 根据舌根肿瘤和颈部淋巴结状态推荐 CTV 范围

UICC/AJCC 第 8 版分期	CTV_1 包括范围	CTV_2 包括范围
$T_{1\sim2}N_0$	P	IN+CN（Ⅱ～Ⅳ，RP）
N^+	P+IN（Ⅱ～Ⅴ，RP）+CN（ⅠB，RP）	CN（Ⅲ～Ⅳ，RP）
N_{2c}	P+IN+CN（ⅠB～Ⅴ，RP）	
任何 T 和 N_3	根据淋巴结位置参考	根据淋巴结位置参考

表 2-3　根据扁桃体肿瘤和颈部淋巴结状态推荐 CTV 范围

UICC/AJCC 第 8 版分期	CTV_1 包括范围	CTV_2 包括范围
$T_{1\sim2}N_0$	P	IN+CN（Ⅱ～Ⅳ，RP）
N+	P+IN（Ⅱ～Ⅴ，RP）+CN（Ⅱ，RP）	CN（Ⅲ～Ⅳ，RP）
N_{2c}	P+IN+CN（ⅠB～Ⅴ，RP）	
任何 T 和 N_3	根据淋巴结位置参考	根据淋巴结位置参考

P. 大体肿瘤 + 外放边界；IN. 同侧淋巴结；CN. 对侧淋巴结；RP. 咽后淋巴结

病例：右侧扁桃体癌，$cT_2N_1M_0$，p16-（图 2-1 和图 2-2）。

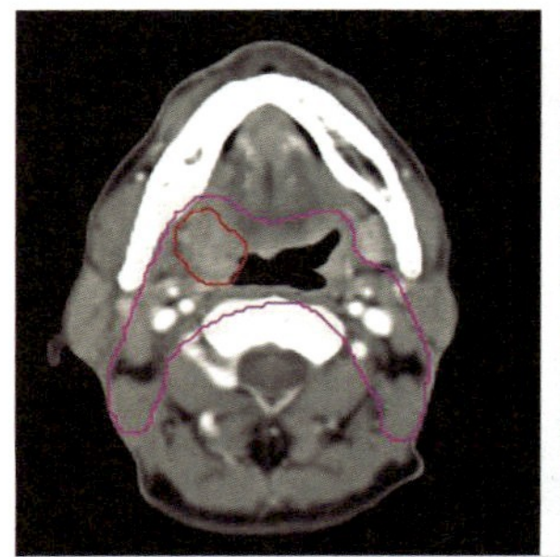
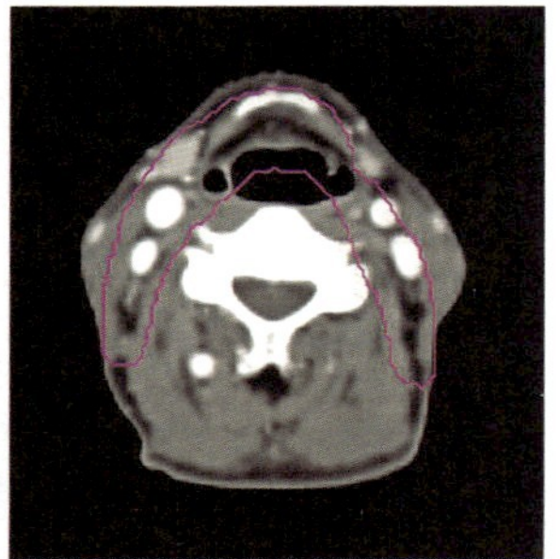

▲图 2-1　病例靶区勾画，CTV_1 为口咽及双侧Ⅱ区，并包括会厌前间隙

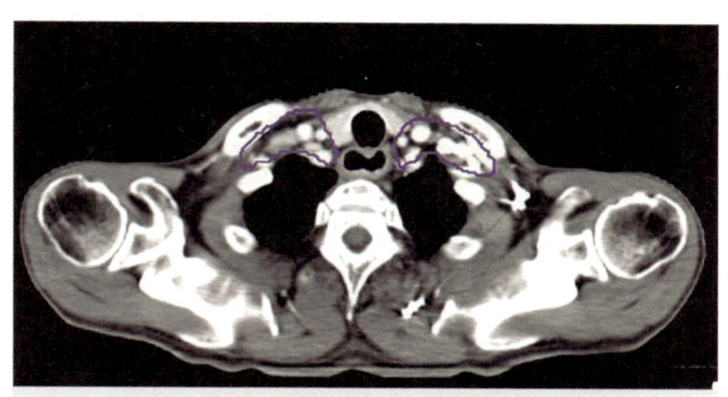

▲图 2-2　病例靶区勾画，CTV_2 为双侧Ⅲ～Ⅴ区

3. 重要器官勾画

包括脊髓、脑干腮腺、颌下腺、内耳、中耳、口腔、颞颌关节、下颌骨、气管、喉（声带）、甲状腺、咽缩肌、食管。

4. 靶区处方剂量

具体见表 2-4。

表 2-4　靶区处方剂量

大体肿瘤 GTV	66～69.96Gy/30～33f
高危区 CTV_1	60～66Gy/30～33f
低危区 CTV_2	54～60Gy/30～33f
阳性淋巴结 GTV	同大体肿瘤 GTV
淋巴引流区剂量 CTVln	50～54Gy/30～33f

（蔡博宁）

第3章　下咽癌

一、基本特点

下咽位于喉的后方，始于咽会厌皱襞，终于环状软骨下缘，连接口咽和食管入口。分为三个区，即梨状窝区、环后区及咽后壁区。梨状窝区癌最常见，占60%～70%，其次为咽后壁区癌（25%～35%）及环后区癌（5%）。病理类型以鳞癌最多见。多数下咽癌患者有长期的吸烟及饮酒史，男性发病率高于女性。下咽癌是所有头颈肿瘤中预后最差的肿瘤之一。

二、诊断

依据病史和临床表现，通过体格检查、咽喉镜、颈部增强MRI、颈部锁骨上淋巴结超声、胸腹部CT或腹部超声、全身骨扫描、PET/CT等影像学检查，以及病理诊断等为诊断提供依据。下咽癌发生第二原发肿瘤的概率为14.5%～30%，易发生在食管，应常规行上消化道内镜检查。

三、临床TNM分期

UICC/AJCC第8版的临床TNM分期见表3-1。

表 3-1 临床 TNM 分期（UICC/AJCC 第 8 版）

T 分期

Tx：原发肿瘤不能评估

Tis：原位癌

T_1：肿瘤局限于下咽一个亚区和（或）肿瘤最大径≤2cm

T_2：肿瘤侵犯一个以上下咽亚区或邻近区域，或 2cm≤肿瘤最大径≤4cm，无半喉固定

T_3：肿瘤最大径＞4cm，或半喉固定，或累及食管黏膜

T_4：中等晚期或极晚期局部病灶

T_{4a}：中等晚期局部病灶，肿瘤侵犯甲状软骨 / 环状软骨、舌骨、甲状腺、食管肌层或颈前正中软组织（包括喉前带状肌和皮下脂肪）

T_{4b}：极晚期局部病灶，肿瘤侵犯椎前筋膜，包绕颈动脉，或累及纵隔结构

N 分期

临床 N 分期

Nx：区域淋巴结不能评估

N_0：无区域淋巴结转移

N_1：同侧单个淋巴结转移，淋巴结最大径≤3cm，ENE（－）

N_2：同侧单个或多个、对侧或双侧淋巴结转移，淋巴结最大径≤6cm，ENE（－）

N_{2a}：同侧单个淋巴结转移，3cm＜最大径≤6cm，ENE（－）

N_{2b}：同侧多个淋巴结转移，最大径≤6cm，ENE（－）

N_{2c}：双侧或对侧淋巴结转移，最大径≤6cm，ENE（－）

N_3：转移淋巴结最大径＞6cm，ENE（－）；或任何数目和大小的淋巴结转移，临床明显呈 ENE（+）

N_{3a}：转移淋巴结最大径＞6cm，ENE（－）

N_{3b}：任何数目和大小的淋巴结转移，临床明显呈 ENE（+）

病理 N 分期

Nx：区域淋巴结无法评估

N_0：无区域淋巴结转移

（续　表）

N_1：同侧单个淋巴结转移，最大径≤3cm，ENE（-）
N_2：同侧单个淋巴结转移，最大径≤3cm，EME（+）；
　或同侧单个淋巴结转移，3cm<最大径≤6cm，ENE（-）；
　或同侧多个淋巴结转移，最大径≤6cm，ENE（-）；
　或双侧或对侧淋巴结转移，最大径≤6cm，ENE（-）
N_{2a}：同侧单个淋巴结转移，最大径≤3cm，ENE（+）；
　或同侧单个淋巴结转移，3cm<最大径≤6cm，ENE（-）
N_{2b}：同侧多个淋巴结转移，最大径≤6cm，ENE（-）
N_{2c}：双侧或对侧淋巴结转移，最大径≤6cm，ENE（-）
N_3：转移淋巴结最大径>6cm，ENE（-）；或同侧单个淋巴结转移，最大径>3cm，ENE（+）；或同侧多个、双侧或对侧淋巴结转移，其中任何淋巴结呈ENE（+）；或对侧单个淋巴结转移，任意大小且ENE（+）
N_{3a}：转移淋巴结最大径>6cm，ENE（-）
N_{3b}：同侧单个淋巴结转移，最大径>3cm，EME（+）；或同侧多个、双侧或对侧淋巴结转移，其中任何淋巴结ENE（+）；或对侧单个淋巴结转移，任意大小且ENE（+）

M 分期

M_0：无远处转移
M_1：有远处转移

G 分级

Gx：级别无法评估
G_1：高分化
G_2：中分化
G_3：低分化
G_4：未分化

预后分期

0 期：$TisN_0M_0$

（续　表）

Ⅰ期：$T_1N_0M_0$
Ⅱ期：$T_2N_0M_0$
Ⅲ期：$T_3N_0M_0$、$T_{1\sim3}N_1M_0$
ⅣA 期：$T_{1\sim3}N_2M_0$、$T_{4a}N_{0\sim2}M_0$
ⅣB 期：$T_{任何}N_3M_0$、$T_{4b}N_{任何}M_0$
ⅣC 期：$T_{任何}N_{任何}M_1$

四、治疗原则

对于早期下咽癌（$T_{1\sim2}N_0M_0$），手术和放疗都可获得相似的肿瘤学疗效和功能保留。对于局部晚期下咽癌的治疗仍有争议，手术加术后放疗、诱导放化疗加手术、诱导化疗加同步放化疗的模式均有应用。

1. 放疗

(1) $T_1N_0M_0$，部分 $T_2N_0M_0$：单纯放疗。

(2) $T_{2\sim4a}$，$N_{0\sim3}$，或有保喉意愿的 T_1N^+ 患者：诱导化疗 2～3 个周期后，评价疗效，原发灶 CR 和颈部病灶稳定或改善，可选择根治性放疗（Ⅰ类证据）或全身治疗 / 放疗（ⅡB 类证据）。原发灶 PR，颈部病灶稳定或改善，可选择全身治疗 / 放疗（ⅡB 类证据）或手术，或者直接同步放化疗（首选顺铂 100mg/m^2，每 3 周 1 次）。

(3) T_{4b}，或淋巴结不能手术切除，或其他不宜手术者：同步放化疗，或者诱导化疗 + 同步放疗或放化疗；PS 评分 3 分者可考虑姑息放疗、化疗或者其他姑息治疗。

2. 其他

对于 $T_{1\sim4a}N_{0\sim3}M_0$ 的下咽癌患者，均可能接受原发灶手术切除 ± 同侧或双侧颈淋巴结清扫术。具有术后不良预后因素者需行术后辅助放疗，并应在术后 6 周内开始。术后不良预后因素包括：ENE，切缘阳性或安全距离不足，$pT_{3\sim4}$，$pN_{2\sim3}$，颈部Ⅳ或Ⅴ区淋巴转移，神经浸润，血管侵犯，淋巴管侵犯。

(1) ENE：术后同步放化疗（Ⅰ类证据）。

(2) 切缘阳性：术后同步放化疗。

(3) 其他不良因素：术后放疗，或者术后同步放化疗。

五、放疗

1. 模拟定位

采用仰卧，头过伸位。利用外置三维激光进行摆位，要求人体正中矢状线与激光 Y 轴平行，患者头部及身体不产生偏侧、旋转。选择合适的头枕，采用头颈肩热塑膜固定。定位前需要进行口腔预处理，定位时取下患者带有金属的假牙、义齿及其他配饰。

2. 靶区的定义和勾画

(1) GTV：包括原发灶 GTVp 和颈淋巴结 GTVnd。

原发灶 GTVp：定义为临床检查、内镜、CT/MRI/PET 多模态影像综合所见的病灶。

颈淋巴结 GTVnd：为 CT/MRI/PET 多模态影像综合所见的颈部病灶。阳性病灶定义为横断面图像上淋巴结最小径≥1cm，咽后淋巴结超过4～5mm，淋巴结内中央坏死或环形强化（不论大小），同一高危区≥3 个淋巴结且其中一个最大横断面的最小径≥8mm。

(2) CTV：包括 CTV_1 和 CTV_2（表 3-2）。

CTV_1：高危区，包括原发部位 GTV/ 瘤床及其周围 1.0cm 的区域、全喉及相邻会厌前间隙、椎前筋膜等脂肪间隙，以及受累淋巴结所在的引流区。如果双侧淋巴结转移，包括双侧Ⅱ～Ⅴ区及双侧咽后淋巴结；单侧淋巴结转移，只包括同侧的Ⅱ～Ⅴ区及 RP。

CTV_2：低危区，未累及的对侧Ⅱ～Ⅴ区。放疗前行紧急气管切开术，需增加Ⅵ区。

表 3-2　根据下咽肿瘤和颈部淋巴结状态推荐 CTV 范围

UICC/AJCC 第 8 版分期	CTV_1 包括范围 *	CTV_2 包括范围
$T_{1\sim2}N_0$	P	IN+CN（Ⅱ～Ⅴ，RP）
N^+	P+IN（Ⅱ～Ⅴ，RP）+CN（Ⅱ～Ⅲ，RP）	CN（Ⅳ～Ⅴ，RP）

（续　表）

UICC/AJCC 第 8 版分期	CTV_1 包括范围 *	CTV_2 包括范围
N_{2c}	P+IN+CN（Ⅱ～Ⅴ，RP）	
任何 T 和 N_3	根据淋巴结位置参考	根据淋巴结位置参考

P. 大体肿瘤＋外放边界；IN. 同侧淋巴结；CN. 对侧淋巴结；RP. 咽后淋巴结

*. 放疗前行紧急气管切开术，需增加Ⅵ区

病例： 下咽癌，$cT_{4a}N_{2b}M_0$，2 个周期诱导化疗后行同步放化疗（图 3-1 至图 3-3）。

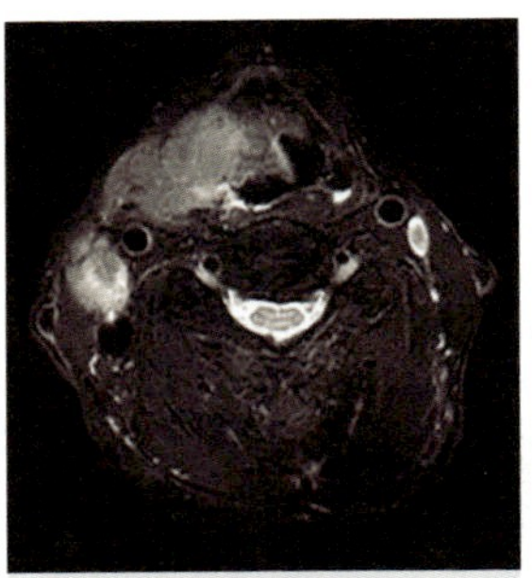

▲图 3-1　病例靶区勾画，诱导化疗前颈部 MRI T_2 序列，可见右侧梨状窝肿物浸透甲状软骨，右侧ⅡB 区淋巴结转移

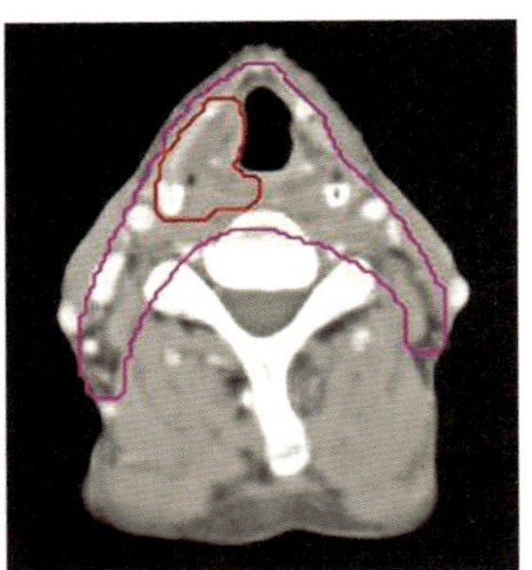

▲图 3-2　病例靶区勾画，GTV 参考化疗前的 MRI，CTV_1 为喉咽及双侧Ⅱ～Ⅲ区

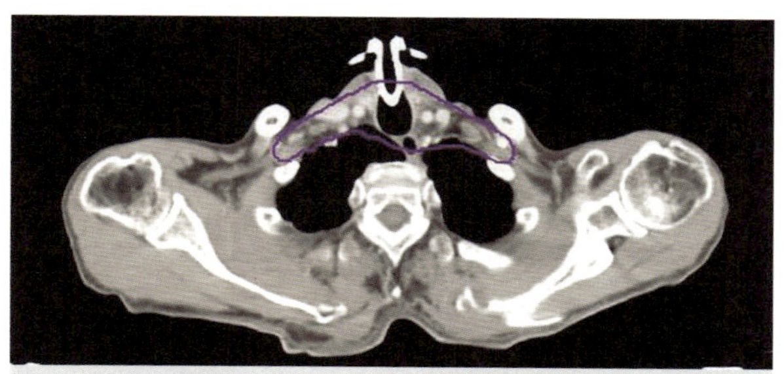

▲图 3-3　病例靶区勾画，化疗前行预防性气管切开术，CTV_2 为双侧Ⅳ区、Ⅴb 区、Ⅴc 区，并包括气管切口及Ⅵ区

(3) 重要器官勾画：包括脊髓、脑干、腮腺、颌下腺、内耳、中耳、口腔、颞颌关节、下颌骨、气管、喉（声带）、甲状腺、咽缩肌、食管。

(4) 靶区处方剂量：具体见表 3-3。

表 3-3　靶区处方剂量

大体肿瘤 PGTV	66～69.96Gy/30～33f
高危区 $PCTV_1$	60～66Gy/30～33f
低危区 $PCTV_2$	54～60Gy/30～33f
阳性淋巴结 PGTV	同大体肿瘤 GTV
淋巴引流区剂量 PCTVln	50～54Gy/30～33f

（蔡博宁）

第4章　口腔癌

一、基本特点

口腔癌是常见的头颈部肿瘤，主要病理类型是鳞癌。口腔包括唇、舌活动部（包括舌背、舌腹和舌两侧缘）、颊黏膜（唇内侧黏膜、颊黏膜、磨牙后区域、龈颊沟）、齿龈、硬腭和口底。吸烟、饮酒、嚼槟榔等是主要的致病因素。

二、诊断

结合病史和临床表现，通过体格检查、鼻咽喉镜、胃镜、口腔和颈部增强MRI、胸腹部CT或腹部超声、全身骨扫描、PET/CT等影像学检查，以及病理诊断等作为诊断依据。

三、临床TNM分期

UICC/AJCC第8版的临床TNM分期见表4-1。

表4-1　临床TNM分期（UICC/AJCC第8版）
T分期
Tx：原发肿瘤无法评估
Tis：原位癌
T_1：肿瘤≤2cm，浸润深度≤0.5cm

（续　表）

T_2：肿瘤≤2cm，0.5cm＜浸润深度≤1cm；或 2cm＜肿瘤≤4cm，浸润深度≤1cm

T_3：肿瘤＞4cm，或者任何大小的肿瘤浸润深度＞1cm

T_{4a}：肿瘤单独侵犯邻近结构（如穿透下颌骨或上颌骨的骨皮质或累及上颌窦或面部皮肤）*

T_{4b}：肿瘤侵犯咀嚼肌间隙、翼板或颅底和（或）包绕颈内动脉

N 分期

临床 N 分期

Nx：淋巴结转移情况无法评估

N_0：无区域淋巴结转移

N_1：同侧单个淋巴结转移，最大径≤3cm，ENE（－）

N_{2a}：同侧单个淋巴结转移，3cm＜最大径≤6cm，ENE（－）

N_{2b}：同侧多个淋巴结转移，最大径≤6cm，ENE（－）

N_{2c}：双侧或对侧淋巴结转移，最大径≤6cm，ENE（－）

N_{3a}：转移淋巴结中最大径＞6cm，ENE（－）

N_{3b}：任何淋巴结转移，并且临床明显 ENE（+）

病理 N 分期

Nx：淋巴结转移情况无法评估

N_0：无区域淋巴结转移

N_1：同侧颈部单个淋巴结转移，最大径≤3cm，ENE（－）

N_{2a}：同侧颈部单个淋巴结转移，最大径≤3cm，ENE（+）；同侧颈部单个淋巴结转移，3cm＜最大径≤6cm，ENE（－）

N_{2b}：同侧颈部多个淋巴结转移，最大径≤6cm，ENE（－）

N_{2c}：双侧或对侧颈部淋巴结转移，最大径≤6cm，ENE（－）

N_{3a}：转移淋巴结中最大径＞6cm，ENE（－）

N_{3b}：同侧颈部单个淋巴结转移，最大径＞3cm，ENE（+）；同侧颈部多个淋巴结转移，对侧或双侧颈部淋巴结转移，ENE（+）

（续 表）

M 分期
M_0：无远处转移
M_1：有远处转移
临床分期
0 期：$TisN_0M_0$
Ⅰ期：$T_1N_0M_0$
Ⅱ期：$T_2N_0M_0$
Ⅲ期：$T_3N_{0\sim1}M_0$、$T_{1\sim2}N_1M_0$
ⅣA 期：$T_{4a}N_{0\sim2}M_0$、$T_{1\sim3}N_2M_0$
ⅣB 期：$T_{任何}N_3M_0$、$T_{4b}N_{任何}M_0$
ⅣC 期：$T_{任何}N_{任何}M_1$

*. 原发齿龈的肿瘤仅侵犯浅表的牙 / 牙槽窝不足以分至 T_4

四、治疗原则

1. 初治口腔癌

(1) $T_{1\sim2}N_0M_0$：手术或根治性放疗。对于部分 T_1N_0 病变，原发灶局部可考虑行近距离放疗（如组织间插植技术）。术后病理若为 pN_0 且无不良预后因素（包括淋巴结包膜外侵犯、切缘阳性、近切缘、pT_3/pT_4、pN_2/pN_3、Ⅳ～Ⅴ区淋巴结转移、神经受侵、脉管癌栓、淋巴管受侵），可定期随访；若为单发淋巴结转移而无不良预后因素，可行术后单纯放疗，放疗手术间隔时间最好不超过 6 周；若有淋巴结包膜外受侵和（或）切缘阳性，行术后同步放化疗。同步化疗方案首选顺铂 $100mg/m^2$，每 3 周 1 次。

(2) $T_{3\sim4a}N_{0\sim3}$、$T_{1\sim4a}N_{1\sim3}$：手术联合术后放疗（同步放化）或参加临床试验（如临床分期）考虑双颈淋巴结转移，则需行双侧颈清扫。术后若无不良预后因素，可行单纯放疗；若有不良预后因素，可考虑同步放化疗。

(3) T_{4b} 和（或）淋巴结无法切除，或无法耐受手术，或术后无法保证基本功能：考虑行根治性放化疗或诱导化疗后再评估，或姑息性全身化疗 / 免疫治疗和（或）姑息放疗和（或）最佳支持治疗。

2. 复发转移口腔癌

(1) 首选：MDT 讨论，或参加临床试验。

(2) 局部区域复发：结合患者的一般情况，选择联合方案全身治疗、单药全身治疗、挽救手术 / 放疗或最佳支持治疗。再程放疗需结合复发部位、范围、2 次放疗间隔时间、首次放疗危及器官受量等因素谨慎选择。复发 / 转移患者推荐行 PD-L1 检测，全身治疗一线方案为帕博利珠单抗联合顺铂 / 氟尿嘧啶或帕博利珠单抗单药治疗 [如 PD-L1 阳性（CPS≥1）] 或顺铂 + 氟尿嘧啶 + 西妥昔单抗（如 PD-L1 阴性）。对于顺铂治疗后 6 个月内复发、转移患者，纳武单抗也被 FDA/EMA 批准作为全身治疗方案。

(3) 远处转移：寡转移灶可行局部放疗、手术、放射性粒子植入等局部治疗；如广泛多发转移，以全身治疗为主。

五、放疗

1. 模拟定位

采用仰卧，头过伸位，张口含瓶 / 自制成组压舌板 / 专用压舌器。利用外置三维激光进行摆位，要求人体正中矢状线与激光 Y 轴平行，患者头部及身体不产生偏侧、旋转。选择合适的头枕，采用头颈肩热塑膜固定。定位前需要进行口腔预处理，定位时取下患者带有金属的假牙、义齿及其他配饰。

2. 靶区的定义和勾画

(1) 术后瘤床 GTVtb：参考疗前影像、术中所见及术后病理提示的侵犯范围勾画出原瘤床区域。

(2) 原发灶 GTVp：根治性放疗中定义为临床检查、内镜、CT/MRI/PET 多模态影像综合所见的病灶，术后放疗中定义为通过多模态影像结合手术记录考虑的术后残存病灶。

(3) 颈淋巴结 GTVnd：手术未行清扫区域内 CT/MRI/PET 多模态影像综合所见的颈淋巴结转移病灶。

(4) 高危区 CTV_1：GTVtb/GTVp 外扩 0.5～1.0cm，如无骨受侵，则在骨骼及气腔处适当修回，注意保护皮瓣。CTV_1 还包括高危淋巴结引流区，对于单侧病变注意保护对侧口咽部。

N_0：预防Ⅰ～Ⅱ区（原发灶未过中线，照射单颈；原发灶过中线及口底、舌癌，照射双颈）。舌癌预防Ⅰ～Ⅱ区、Va 区。

N^+：预防至阳性淋巴结所在区的下一区。因舌癌具有颈部淋巴结跳跃性转移的特点，故如果 N^+，则将全颈设为 CTV_1。

(5) 低危区 CTV_2：低危淋巴引流区，即 CTV_1 勾画淋巴结区的下一区。

3. 重要器官勾画

包括脊髓、腮腺、颌下腺、晶状体、眼球、视神经、视交叉、垂体、颞颌关节、下颌骨、气管、喉（声带）、甲状腺、食管。

4. 靶区处方剂量

具体见表 4-2。

表 4-2　靶区处方剂量

GTVtb（术后无残留）	66Gy/33f
根治性放疗 / 术后残留灶 GTVp	66～70Gy/33～35f
GTVnd（转移 / 术后残存淋巴结）	同 GTVp
高危区 CTV_1	60～66Gy/30～33f
低危区 CTV_2	50～60Gy/30～33f

六、靶区勾画示例

病例：患者 42 岁男性，左舌缘癌侵及舌腹，舌肿物扩大切除＋左颈Ⅰ～Ⅲ区淋巴结清扫＋邻位瓣转移修复术后。术后病理显示，左舌鳞癌，左颈淋巴结转移 2/24，阳性淋巴结位于左颈Ⅱ区（图 4-1）。UICC/AJCC 第 8 版分期：ⅣA 期（$T_1N_2bM_0$）。

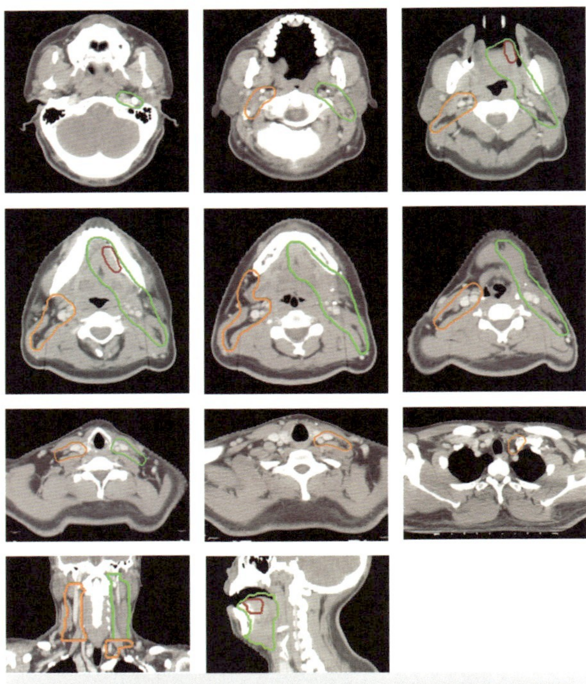

▲图 4-1　病例靶区勾画，红色为 GTVtb，绿色为 CTV_1，橙色为 CTV_2

（马玉超）

第5章 喉 癌

一、基本特点

原发性喉癌指原发于喉的恶性肿瘤，以鳞状细胞癌最为常见。主要症状为声嘶、呼吸困难、咳嗽、吞咽困难、颈部淋巴结转移等，可分为声门上型、声门型、声门下型和跨声门型喉癌。其发生与吸烟、喝酒、环境污染、HPV 感染等有关。

二、诊断

依据病史和临床表现，通过体格检查，间接喉镜 / 电子喉镜、颈部增强 MRI/CT、胸部 CT、腹部 CT 或腹部超声、全身骨扫描、PET/CT 等影像学检查，病理结果等明确诊断。

喉镜下活检取病理是最重要的确诊手段，病理诊断是金标准。声门型喉癌所取标本不宜过大，以免造成永久性声带损伤。

三、临床 TNM 分期

UICC/AJCC 第 8 版的临床 TNM 分期见表 5-1。

表 5-1 临床 TNM 分期（UICC/AJCC 第 8 版）

T 分期

Tx：原发肿瘤不能估计

Tis：原位癌

声门上型

T_1：肿瘤位于声门上一个亚区，声带活动正常

T_2：肿瘤侵犯声门上一个亚区以上，侵犯声门或侵犯声门上区以外（如舌根、会厌谷及梨状窝内壁的黏膜），无喉固定

T_3：肿瘤局限于喉内，声带固定，和（或）环后区、会厌前间隙、声门旁间隙受侵，和（或）伴有甲状软骨内板侵犯

T_{4a}：肿瘤浸透甲状软骨板和（或）侵犯喉外组织，如气管和深 / 浅部舌肌（颏舌肌、舌骨舌肌、舌腭肌、茎突舌肌）、带状肌、甲状腺及食管等颈部软组织

T_{4b}：肿瘤侵犯椎前间隙，侵犯纵隔结构，或包绕颈总动脉

声门型

T_1：肿瘤局限于声带（可以侵及前联合或后联合），声带活动正常

T_{1a}：肿瘤局限于一侧声带

T_{1b}：肿瘤侵犯双侧声带

T_2：肿瘤侵犯声门上和（或）声门下，以及（或）声带活动受限

T_3：肿瘤局限于喉内，声带固定和（或）侵犯声带旁间隙，以及（或）伴有甲状软骨局灶破坏（如内板）

T_{4a}：肿瘤浸透甲状软骨板或侵犯喉外组织，如气管，包括深 / 浅部舌肌（颏舌肌、舌骨舌肌、舌腭肌、茎突舌肌）、带状肌、甲状腺、食管在内的颈部软组织

T_{4b}：肿瘤侵犯椎前间隙，侵犯纵隔结构，或包绕颈总动脉

（续　表）

声门下型

T_1：肿瘤局限于声门下

T_2：肿瘤侵犯声带，声带活动正常或受限

T_3：肿瘤局限于喉内，声带固定，（或）侵犯声门旁间隙，（或）侵犯甲状软骨内板

T_{4a}：肿瘤浸透环状软骨或甲状软骨板和（或）侵犯喉外组织，如气管，包括深/浅部舌肌（颏舌肌、舌骨舌肌、舌腭肌、茎突舌肌）、带状肌、甲状腺、食管在内的颈部软组织

T_{4b}：肿瘤侵犯椎前间隙，侵犯纵隔结构，或包绕颈总动脉

N 分期

Nx：不能评估有无区域性淋巴结转移

N_0：无区域性淋巴结转移

N_1：同侧单个淋巴结转移，最大径≤3cm，ENE（-）

N_{2a}：同侧或对侧单个淋巴结转移，最大径≤3cm，ENE（+）；同侧单个淋巴结转移，3cm＜最大径≤6cm，ENE（-）

N_{2b}：同侧多个淋巴结转移，最大径≤6cm，ENE（-）

N_{2c}：双侧或对侧淋巴结转移，最大径≤6cm，ENE（-）

N_{3a}：转移淋巴结中最大径＞6cm，ENE（-）

N_{3b}：同侧单个淋巴结转移，最大径＞3cm，ENE（+）；同侧多个淋巴结转移，对侧或双侧淋巴结转移，ENE(+)

M 分期

M_0：无远处转移

M_1：有远处转移

临床分期

0 期：$TisN_0M_0$

Ⅰ期：$T_1N_0M_0$

Ⅱ期：$T_2N_0M_0$

Ⅲ期：$T_3N_0M_0$、$T_{1\sim3}N_1M_0$

（续 表）

ⅣA 期：$T_{4a}N_{0\sim1}M_0$、$T_{1\sim4a}N_2M_0$
ⅣB 期：$T_{任何}N_3M_0$、$T_{4b}N_{任何}M_0$
ⅣC 期：$T_{任何}N_{任何}M_1$

四、治疗原则

1. 初治喉癌

(1) Ⅰ～Ⅱ期（$T_{1\sim2}N_0M_0$）：手术或者单独放疗（ⅡA 类证据）。两者总体疗效相近，累及前联合者优选放疗。可根据肿瘤大小、位置、手术后可能产生的功能障碍、患者能否耐受手术、医师治疗水平等选择。

(2) Ⅲ期～部分Ⅳ期（$T_{1\sim2}N_{1\sim3}M_0$、$T_3N_{任何}M_0$）：手术和放疗为主的综合治疗均可。可选择手术 ± 辅助放（化）疗（有高危因素者，ⅡA 类证据），放疗同步化疗（顺铂，ⅠA 类证据）/ 靶向（西妥昔单抗，ⅠB 类证据）治疗，诱导化疗联合单独放疗（ⅠA 类证据）/ 放疗 + 西妥昔单抗（ⅡA 类证据），单独放疗（不适合化疗或靶向治疗者，ⅡA 类证据）。

(3) 部分Ⅳ期（T_4、任何 N 和 M_0）：T_4 者手术优先。能手术者，首选手术 + 放疗 / 放化疗（ⅡA 类证据）。对广泛 $T_{3\sim4}$ 或治疗前喉功能严重受侵者，全喉切除术后可能有更好的生活质量和生存率。身体条件不允许、因各种原因拒绝手术或肿瘤负荷过大无法切除等不适合手术者，可选择同步放化疗（顺铂，ⅠA类证据）/靶向（西妥昔单抗，ⅠB类证据）治疗，诱导化疗联合单独放疗（ⅠA类证据），单独放疗（不适合化疗或靶向治疗者，ⅡA类证据）。

(4)注意事项：包括以下内容。

①术后放疗：应在术后6周内进行。术后单纯放疗指征为$T_{3\sim4}$、$N_{2\sim3}$、周围神经浸润。术后同步放化疗指征为切缘阳性/不足或淋巴结包膜外侵犯。术后放疗剂量60～66Gy，常规分割。

②根治性放疗剂量：66～70Gy，常规分割。同步可用顺铂100mg/m^2，每3周1次，2～3个周期；或西妥昔单抗400mg/m^2，第1周，250mg/m^2，第2～8周，每周1次。＞70岁、PS＞2分、听力障碍、肾功能不全（肌酐清除率＜50ml/min）或具有＞1级的神经病变者，不适合使用顺铂，可以使用卡铂联合氟尿嘧啶，共3个周期。

③诱导化疗：对较早期的患者，诱导化疗可用于尝试保留喉功能。若化疗后肿瘤CR/PR，单纯放疗或放疗+西妥昔单抗，或者全喉切除。对较晚期的患者，肿瘤负荷过大无法切除，或分期T_4或$N_{2c\sim3}$的患者，可诱导化疗联合放疗的序贯治疗，缩小肿瘤负荷的同时，有可能降低远处转移风险。标准诱导化疗TPF方案：多西他赛75mg/m^2，第1天；顺铂75mg/m^2，第1天；氟尿嘧啶75mg/

m^2，第 1～5 天；每 3 周 1 次，3 个周期。

2. 复发转移喉癌

(1) 局部复发或颈部复发（残留）：适合手术者，可行挽救性手术，全喉切除为主；根治性放疗后的 $N_{2\sim3}$ 的患者，3 个月后查 PET/CT，若有残留，建议颈部淋巴结清扫。不适合手术者，根据前期有无放疗史，考虑放疗或再程放疗。不能手术及放疗者，全身治疗。

(2) 远处转移：选用化疗或联合免疫治疗、靶向治疗，或辅以局部转移病灶放疗。一线化疗方案包括顺铂 / 卡铂 + 氟尿嘧啶 + 西妥昔单抗，顺铂 + 多西他赛 + 西妥昔单抗等。

五、放疗

推荐采用 IMRT 放疗技术，至少采用 3D-CRT。

1. 模拟定位

采用仰卧，头过伸位。利用外置三维激光进行摆位，要求人体正中矢状线与激光 Y 轴平行，患者头部及身体不产生偏侧、旋转。选择合适的头枕，采用头颈肩热塑膜固定。定位前需要进行口腔预处理，并在定位时取下患者带有金属的假牙、义齿及其他配饰。关注患者有无气道狭窄可能，必要时提前进行气管切开，保证安全；有气管插管者，需注意患者颈部舒适度，以免刺激气道，诱发咳嗽咳痰。扫描范围至少从颅底到胸锁关节下方。平扫 + 增强，层厚 2～3mm。

2. 靶区的定义和勾画

参考 2018 年原发灶靶区勾画国际共识指南和 2019 年更新的头颈部肿瘤根治性放疗淋巴结靶区勾画。

(1) 原发灶 GTVp、高危区 CTV−P_1、低危区 CTV−P_2 的勾画总体原则。

GTVp：定义为临床检查、内镜、CT/MRI/PET 等多模态影像综合所见的病灶。

CTV−P_1=GTVp+5mm；不越过解剖边界。处方剂量一般为 70Gy/2Gy/7 周。

CTV−P_2=GTVp+10mm；不越过解剖边界，应包括 CTV−P_1。处方剂量一般为 50Gy/2Gy/5 周。有些单位给予 CTV−P_2 中等剂量，相当于 60Gy/2Gy/6 周，然后勾画 CTV−P_3 给予预防剂量（通常相当于 50Gy/2Gy/5 周）。

不越过解剖边界指：①不包括气腔；②考虑各头颈部亚区之间的解剖关系，去除邻近但不直接延续的黏膜表面，如上颚与舌背、环后与咽后壁等；③骨性结构和肌肉筋膜属于解剖屏障，如下颌骨、上颌骨、颈椎、舌骨和肌筋膜，如果该结构未受累，不越过其边界；④目前对小肿瘤（如 T_1 声门型或 T_1 扁桃体窝癌），单纯内镜手术（激光或 TORS）采用的切缘较小且肿瘤控制率非常高，放疗可以考虑借鉴。但这些手术纳入的是经高度选择的患者，外科医生手术时可实时可视化（尤其考虑黏膜浸润时），必要时可以反复取冰冻病理来证实其安全性，放疗不存在这种优势，借鉴时应谨慎。

(2) 声门上肿瘤的靶区勾画详解。

T_1（图 5−1）：CTV−P_2 包括会厌前间隙和喉旁间隙，不包括甲状软骨。若喉室受侵，则包括声门区。杓会厌皱襞和舌骨上会厌肿瘤受侵，则包括会厌谷。杓状软骨间黏膜肿瘤不应包括咽后壁。小的和（或）浅表的 T_1 可不勾画 CTV−P_2，按上述原则勾画 CTV−P_1。

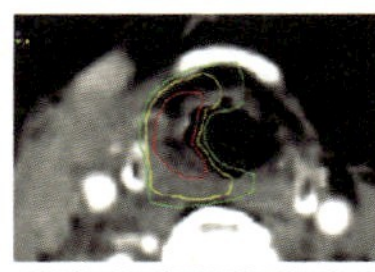
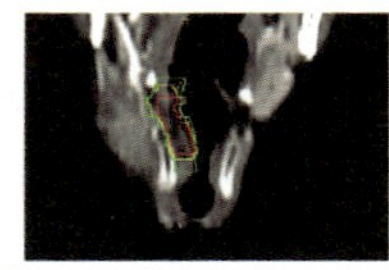
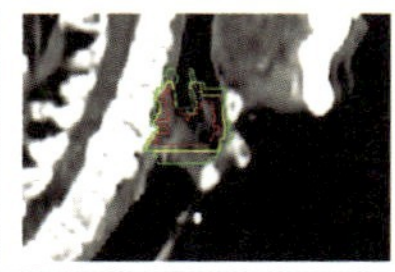

▲图 5−1　声门上喉鳞癌（会厌喉面病灶），$T_1N_2M_0$（UICC/AJCC 第 8 版），定位 CT 的轴位（左）、冠状位（中）和矢状位（右）图像

红色为 GTV-P，绿色为 CTV-P_2，不包括气腔、声门区和甲状软骨。黄色为 CTV-P_1，不超过 CTV-P_2

T_2（图 5−2）：CTV−P_2 包括会厌前间隙、喉旁间隙、甲状软骨，不包括带状肌。若喉室受侵，则包括声门区。杓会厌皱襞和舌骨上会厌肿瘤受侵，则包括会厌谷。杓状软骨间黏膜肿瘤不应包括咽后壁。

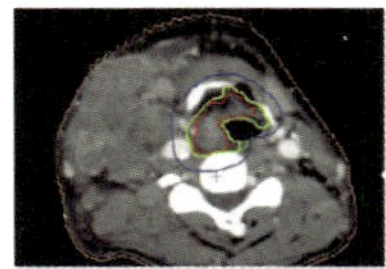
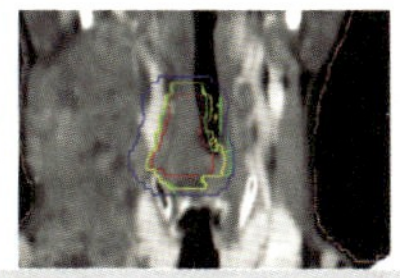
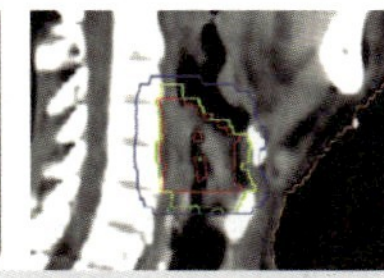

图 5-2　声门上喉鳞癌，T_2（UICC/AJCC 第 8 版），定位 CT 的轴位（左）、冠状位（中）和矢状位（右）图像

肿瘤累及会厌舌面肿物，累及右侧室带、杓会厌壁。红色为 GTV-P，蓝色为各方向外扩 10mm，绿色为 CTV-P_2，不包括气腔和带状肌，黄色为 CTV-P_1，不超出 CTV-P_2

T_3（图 5-3）：CTV-P_2 包括邻近 GTV-P 的部分甲状软骨和会厌前间隙；若甲状软骨受侵，可包括至甲状软骨外。根据病变情况，可包括会厌舌面和会厌谷等口咽结构、环后区，但不应包括咽后壁。

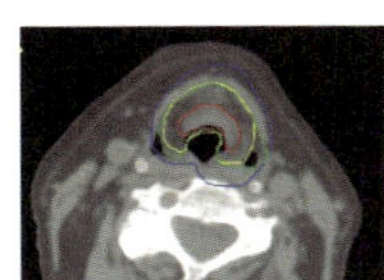
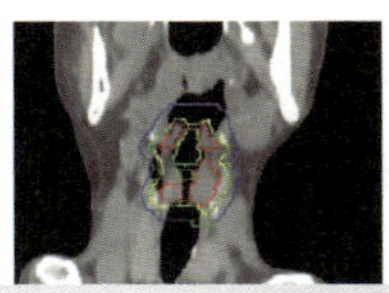
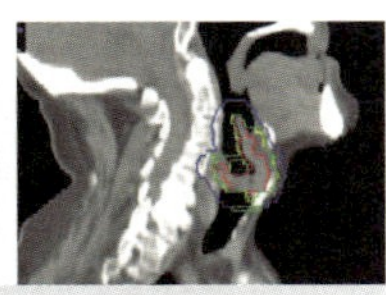

图 5-3　声门上喉鳞癌，T_3（UICC/AJCC 第 8 版），定位 CT 的轴位（左）、冠状位（中）和矢状位（右）图像

肿瘤累及会厌舌面肿物，累及右侧室带、杓会厌壁。红色为 GTV-P，蓝色为各方向外扩 10mm，绿色为 CTV-P_2，不包括气腔、椎体、环状软骨、舌骨、带状肌（胸骨甲状肌和胸骨舌骨肌）、咽缩肌和右侧颌下腺，黄色为 CTV-P_1，不超出 CTV-P_2

T_4（图 5-4）：CTV-P_2 包括与 GTV-T 相邻的部分甲状软骨和会厌前间隙，可超出甲状软骨。除非带状肌（胸骨－甲状肌或甲状舌骨肌）肉眼可见受侵，不应超出带状肌；可能与颈Ⅲ/Ⅵa 区重叠或包括部分甲状腺。椎前间隙（T_{4b}）受侵，方可包括椎体。

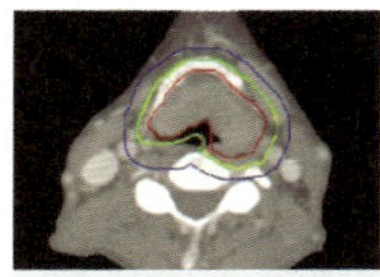
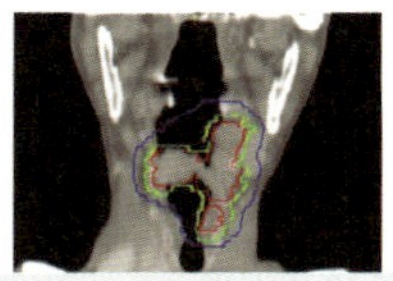
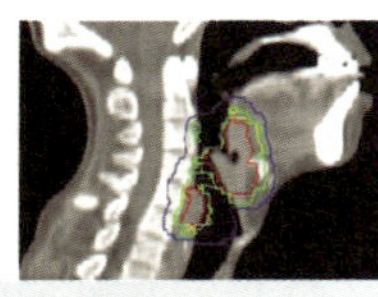

图 5-4 声门上喉鳞癌，$T_{4a}N_{2b}M_0$（UICC/AJCC 第 8 版），定位 CT 的轴位（左）、冠状位（中）和矢状位（右）图像

肿瘤累及会厌、左侧舌根及左侧下咽。红色为 GTV-P，蓝色为各方向外扩 10mm，绿色为 $CTV-P_2$，不包括气腔、椎体、带状肌（胸骨甲状肌和胸骨舌骨肌）、咽缩肌，黄色为 $CTV-P_1$，不超出 $CTV-P_2$

(3) 声门肿瘤的靶区勾画详解。

T_1（图 5-5）：$CTV-P_1$ 需要修回，包括声门旁间隙及声门上下区。前部受侵包括前联合，前联合受侵包括对侧声带前部，后部受侵包括杓状软骨声带突。不包括甲状软骨和气腔。不推荐勾画 $CTV-P_2$。

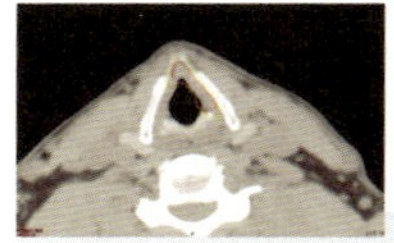
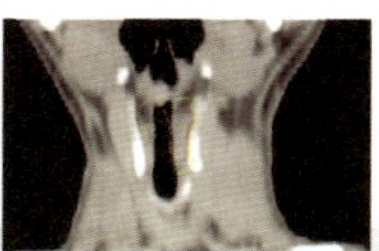
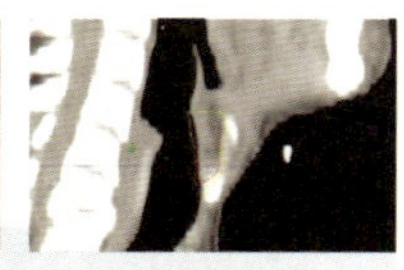

图 5-5 左侧声带全长鳞癌，邻近前联合，T_{1a}（UICC/AJCC 第 8 版），定位 CT 的轴位（左）、冠状位（中）和矢状位（右）图像

红色为 GTV-P，黄色为向方向外扩 5mm 后，删除气腔和甲状软骨后形成 $CTV-P_1$

T_2（图 5-6）：$CTV-P_2$ 包括声门区（声门旁间隙、前联合）、同侧喉室和声门上黏膜的尾侧部、声门下的头侧部分。前联合受侵包括对侧声带前部，后部受侵包括杓状软骨声带突。可包括 GTV-P 相邻的甲状软骨，但不包括环状软骨。对于非起源于前联合的小和（或）浅表的 T_2 喉 SCC，可考虑只勾画 $CTV-P_1$，调整原则同上述 $CTV-P_2$。

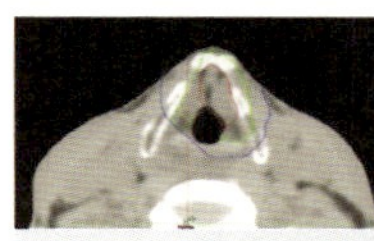
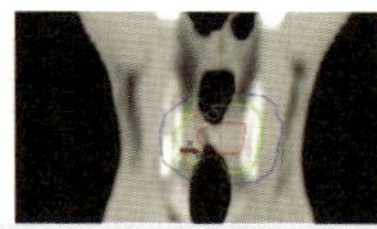
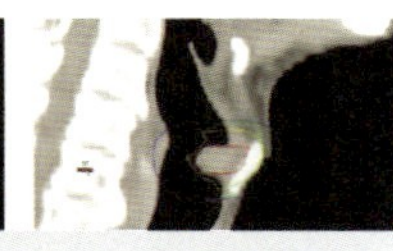

图 5-6　左侧声带鳞癌，T_2（UICC/AJCC 第 8 版），定位 CT 的轴位（左）、冠状位（中）和矢状位（右）图像

肿瘤累及声门上前壁。红色为 GTV-P，蓝色为各方向外扩 10mm，绿色为删除气腔、环状软骨、甲状软骨未接近肿瘤部分和左侧杓状软骨后形成 $CTV-P_2$，黄色为 $CTV-P_1$，不超过 $CTV-P_2$ 范围

T_3（图 5-7）：$CTV-P_2$ 包括与 GTV-P 相邻的部分甲状软骨，尾侧包括部分环状软骨，前至会厌前间隙，后外侧达梨状窝内侧壁。甲状软骨受侵考虑包括甲状软骨外区域，口咽受侵考虑包括喉外的口咽，不包括咽后壁。

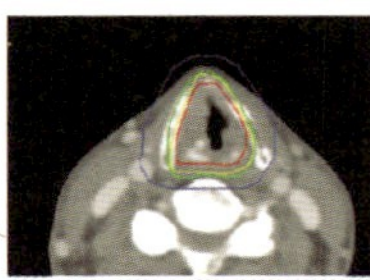
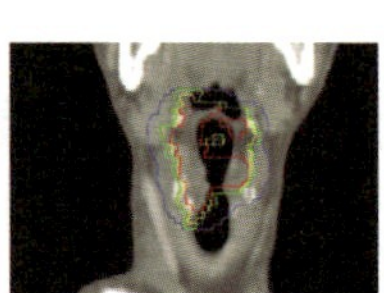
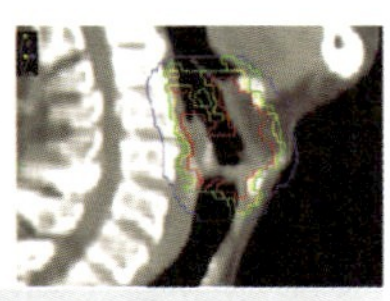

图 5-7　右侧声带鳞癌，T_3（UICC/AJCC 第 8 版），定位 CT 的轴位（左）、冠状位（中）和矢状位（右）图像

肿瘤侵及声带、杓状软骨、室带、喉室、前联合及右侧声门下。右侧声带固定。肿瘤分期为声门喉 $T_3N_{2c}M_0$。红色为 GTV-P，蓝色为各方向外扩 10mm，绿色为 $CTV-P_2$，黄色为 $CTV-P_1$

T_4：CTV−P_2 包括与 GTV−P 相邻的部分甲状软骨，尾侧包括部分环状软骨，前方包括会厌前间隙，或包括部分甲状腺，可超出甲状软骨。除非肌肉肉眼受侵，不超出带状肌（胸骨−甲状肌或甲状舌骨肌）。可能与颈部淋巴结Ⅲ区或Ⅵ区重叠。不包括椎体、舌骨(除非受侵或椎前间隙受侵)。

(4) 声门下肿瘤的靶区勾画详解：声门下喉癌发生率低，靶区勾画依据极少。

T_1（图 5−8）：CTV−P_2=GTV−P 各向外扩 10mm，去除甲状软骨和喉腔，向下可向环状软骨外扩 2mm。也可不勾画 CTV−P_2，只勾画 CTV−P_1（GTV−P 各向外扩 5mm），并删除气腔和甲状软骨。

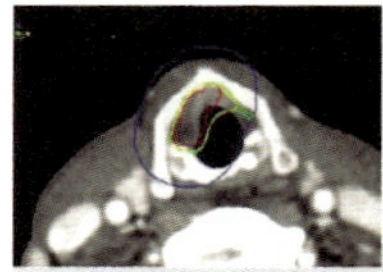
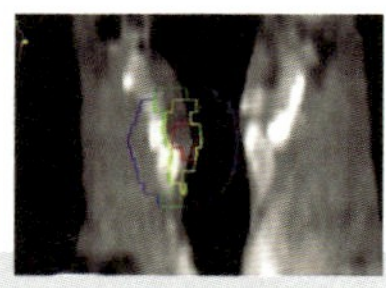
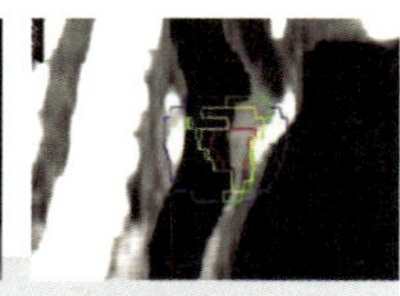

图 5−8 声门下喉鳞癌，$T_1N_0M_0$（UICC/AJCC 第 8 版），定位 CT 的轴位（左）、冠状位（中）和矢状位（右）图像

肿瘤侵及声门下，菜花样肿物。红色为 GTV-P，蓝色为各方向外扩 10mm，绿色为 CTV-P2，黄色为 CTV-P1

T_2：CTV−P_2 包括声门、环状软骨、甲状软骨下部和气管上部黏膜，但不超出软骨。

T_3：CTV−P_2 包括部分甲状软骨，部分环状软骨和邻近 GTV−P 的部分环甲肌，但不超过软骨，应排除咽后壁和颈段食管。

T_4：CTV-P_2 包括且可超出邻近 GTV-P 的甲状软骨和环状软骨，但除非肉眼可见带状肌（胸骨-甲状肌或甲状舌骨肌）受侵，否则不包括该肌肉；病变超出带状肌，CTV-P_2 可包括部分甲状腺并与颈Ⅲ区、Ⅳa 区、Ⅵa 区或Ⅵb 区重叠。椎前间隙（T_{4b}）受侵，方可包括椎体。

(5) 颈淋巴结 GTVnd：为 CT/MRI/PET 多模态影像综合所见的颈部病灶。可疑淋巴结转移标准：短径＞10mm（咽后淋巴结＞5～8mm，Ⅱ区＞12～15mm），中央坏死（不论大小），圆形而非椭圆形，淋巴结门脂肪缺失，有包膜外侵犯迹象，有 3 个以上短径 6～8mm 的淋巴结。

淋巴结包膜外侵犯征象：皮肤受侵犯，软组织受侵犯（深触诊时与肌肉或邻近结构粘连），临床上有神经受损表现。^{18}FDG-PET 存在假阳性和假阴性（尤其是坏死淋巴结转移），应综合分析结果，谨慎判断。

(6) 高危淋巴结区靶区勾画：高危淋巴结区靶区（CTV-N-HR）为淋巴结直接外扩的范围，主要是考虑到淋巴结破裂或包膜外侵犯的风险。多项研究提示淋巴结包膜外侵犯不超过 5mm，因此 CTV-N-HR=GTV-N+5mm。诱导化疗后，淋巴结缩小，但 CTV-N-HR 仍应与化疗前影像融合后，使用化疗前的 GTV-N 范围进行勾画。需要指出的是，转移淋巴结的大小和淋巴结包膜外侵犯发生率之间的相关性仍然存在争议。

(7) 低危淋巴结区靶区勾画：低危淋巴结区靶区（CTV-N-LR）应包括所有可能包含10%～15%或更多隐匿转移的区域（表5-2）。由于喉癌可能有交叉淋巴结引流，因此通常建议双侧颈部放疗预防。T_1声门型喉癌隐匿性淋巴结转移的风险非常低，可观察。T_2声门型喉癌颈部观察需谨慎。$T_{3\sim4}$声门型喉癌必须颈部预防。声门上喉癌隐匿性颈部淋巴结转移率高，主要是Ⅱa区、Ⅲ区、Ⅵ区，其次为Ⅳa区。Ⅵb区淋巴结转移风险相对较高，声门下受侵者更高，Ⅵb区转移具有随后向上纵隔转移的高风险。

表5-2　喉癌低危淋巴结区靶区勾画范围推荐（排除声门型T_1）

淋巴结分期（AJCC/UICC第8版）	CTV-N-LR包括的颈部分区	
	同侧颈部	对侧颈部
$N_{0\sim1}$（Ⅱ、Ⅲ或Ⅳ）	Ⅱ[a, b]、Ⅲ或Ⅳa[c]，跨声门或者声门下侵犯者加Ⅵ	Ⅱ[a]、Ⅲ或Ⅳa，跨声门或者声门下侵犯者加Ⅵ
$N_{2a\sim b}$	Ⅱ[b, c, d]、Ⅲ或Ⅳa[c]，Ⅴa、Ⅴb，跨声门或声门下侵犯者加Ⅵ	同上

（续　表）

N_{2c}	根据每一侧颈部淋巴结转移情况	根据每一侧颈部淋巴结转移情况
N_3	ⅠB、Ⅱ、Ⅲ、Ⅳa[c]、Ⅴ、Ⅵ、+Ⅶb[d]	Ⅱ[a]、Ⅲ、Ⅳa，跨声门或声门下侵犯者加Ⅵ

a. 如果同侧无颈部淋巴结转移，省略Ⅱb 区
b. Ⅱ区前部受侵犯时应包括Ⅰb 区
c. Ⅳa 区受侵犯时应包括Ⅳb 区
d. Ⅱ区上部有大肿块时，应包括Ⅶb 区

3. 重要器官勾画

包括脊髓、脑干、腮腺、颌下腺、内耳、中耳、口腔、颞颌关节、下颌骨、气管、甲状腺、咽缩肌、环咽入口、食管。

4. NCCN 指南推荐的靶区处方剂量

(1) 根治性放疗。

声门型喉癌 $TisN_0$：单独放疗 60.75Gy（2.25Gy/f）～66Gy（2.0Gy/f）。

声门型喉癌 T_1N_0：单独放疗 63Gy（2.25Gy/f，推荐）～66Gy（2.0Gy/f）或 50Gy（3.12Gy/f）～52Gy（3.28Gy/）。

声门型喉癌 T_2N_0：单独放疗 65.25（2.25Gy/f）～70Gy（2.0Gy/f）。

声门型喉癌≥T_2N_1，声门上型喉癌 $T_{1\sim3}N_{0\sim1}$：单独放疗。高危区进行 66Gy（2.2Gy/f）～70Gy

（2.0Gy/f），W1～5，6～7 周；同步推量放疗 72Gy/6W（大野 1.8Gy/f，最后 12 次治疗时加量放疗一次小野 1.5Gy）；66～70Gy（2.0Gy/f；6f/w，加速分割，选择性的 $T_{1\sim2}N_0$ 声门上型喉癌可用）；超分割 79.2～81.6Gy/7W（1.2Gy/f，2f/d）。低危区进行适形序贯调强 44～50Gy（2.0Gy/f），调强放疗 54～63Gy（1.6～1.8Gy/f）。

其他期喉癌：放疗联合同步系统治疗。高危区通常为 70Gy（2.0Gy/f），低危区为 44～50Gy（2.0Gy/f）至 54～63Gy（1.6～1.8Gy/f）。

(2) 术后放疗：术后 6 周内开始，放疗 ± 同步系统治疗。

高危区指有不良预后因素（淋巴结包膜外侵犯，切缘阳性，近切缘，pT_4、pN_2 或 pN_3，神经周围侵犯，血管侵犯，淋巴管侵犯）者，60～66Gy（2.0Gy/f），W1～5，6～6.5W。低危到中危区指可疑亚临床灶转移区域 44～50Gy（2.0Gy/f）至 54～63Gy（1.6～1.8Gy/f）。

（张　敏）

第 6 章　鼻腔鼻窦癌

一、基本特点

鼻腔鼻窦恶性肿瘤的发病率位居耳鼻咽喉科恶性肿瘤的第三位，仅次于鼻咽癌和喉癌。其男女发病比例为（2～3）∶1。鼻腔鼻窦癌绝大多数发生在 40—60 岁，肉瘤则多见于年轻人。鼻腔及鼻窦恶性肿瘤除早期外，常合并出现，多数患者在就诊时肿瘤已从原发部位向邻近组织侵犯，临床中难以判断原发部位。鼻腔鼻窦恶性肿瘤在病因、病理类型、临床表现、治疗均有相似之处，故常将两者一并讨论。鼻腔鼻窦恶性肿瘤确诊时往往病期较晚，因此治疗上比较棘手，预后不良。

二、临床 TNM 分期

UICC/AJCC 第 8 版的临床 TNM 分期见表 6-1，适用于发生于鼻腔和鼻窦上皮的恶性肿瘤（不包括淋巴瘤 / 肉瘤 / 恶性黑色素瘤）。

表 6-1　临床 TNM 分期（UICC/AJCC 第 8 版）
T 分期
上颌窦
Tx：原发肿瘤不能评估

（续　表）

Tis：原位癌

T_1：肿瘤局限于上颌窦黏膜，无骨侵蚀或破坏

T_2：肿瘤侵蚀或破坏骨，包括侵犯硬腭和（或）中鼻道，不包括上颌窦后壁及翼突内侧板

T_3：肿瘤侵犯下列结构任何之一，即上颌窦后壁、皮下组织、眶底或眶内侧壁、翼窝、筛窦

T_{4a}：中度进展期，肿瘤侵犯眶内容物、面颊皮肤、翼突内侧板、颞下窝、筛状板、蝶窦或额窦

T_{4b}：高度进展期，肿瘤侵犯下列结构任何之一，即眶尖、硬脑膜、脑、颅中窝、脑神经、三叉神经上颌支、鼻咽、斜坡

鼻腔和筛窦

Tx：原发肿瘤不能估计

Tis：原位癌

T_1：肿瘤限定于一个亚区，伴有或不伴有骨质侵犯

T_2：肿瘤侵犯单一区域内的两个亚区或延展至累及鼻筛窦复合体内的邻近区域，伴有或不伴有骨质侵犯

T_3：肿瘤侵犯眶内侧壁或眶底、上颌窦、上颚、筛状板

T_{4a}：中度进展期，肿瘤侵犯眶内容物、鼻或面颊皮肤、颅前窝、翼状板、蝶窦或者额窦

T_{4b}：高度进展期，肿瘤侵犯下列结构任何之一，即眶尖、硬脑膜、脑、颅中窝、脑神经、三叉神经上颌支、鼻咽、斜坡

N 分期

Nx：不能评估有无区域性淋巴结转移

N_0：无区域性淋巴结转移

N_1：同侧单个淋巴结转移，最大径≤3cm，ENE（-）

N_{2a}：同侧或对侧单个淋巴结转移，最大径≤3cm，ENE（+）；同侧单个淋巴结转移，3cm＜最大径≤6cm，ENE（-）

（续 表）

N_{2b}：同侧多个淋巴结转移，最大径≤6cm，ENE（−）

N_{2c}：双侧或对侧淋巴结转移，最大径≤6cm，ENE（−）

N_{3a}：转移淋巴结中最大径＞6cm，ENE（−）

N_{3b}：同侧单个淋巴结转移，最大径＞3cm，ENE（+）；同侧多个淋巴结转移，对侧或双侧淋巴结转移，ENE(+)

M 分期

M_0：无远处转移

M_1：有远处转移

临床分期

0 期：$TisN_0M_0$

Ⅰ期：$T_1N_0M_0$

Ⅱ期：$T_2N_0M_0$

Ⅲ期：$T_3N_0M_0$、$T_{1\sim3}N_1M_0$

ⅣA 期：$T_{4a}N_{0\sim1}M_0$、$T_{1\sim4a}N_2M_0$

ⅣB 期：$T_{任何}N_3M_0$、$T_{4b}N_{任何}M_0$

ⅣC 期：$T_{任何}N_{任何}M_1$

三、治疗原则

治疗方法的选择须根据肿瘤的性质、大小、侵犯范围和患者全身情况而全面考虑。目前鼻腔鼻窦恶性肿瘤以手术切除为主辅以放化疗综合治疗预后最佳。

四、靶区的定义和勾画

1. 原发灶 GTV：定义为临床查体、内镜、CT/MRI/PET 所见的病灶。

2. 高危区 CTV：为 GTV+ 同侧鼻腔 / 鼻窦 + 外放一定的边界（根据病灶侵犯范围决定）。

3. 颈淋巴结 GTV：为 CT/MRI/PET 所见的颈部病灶，阳性病灶定义为最小径＞1cm 和（或）中心有坏死区的淋巴结。

(1) N_0 病例：一般不做预防淋巴引流区勾画。如果有高危因素，如局部分期较晚（T_4 以上鳞癌）、侵犯硬腭或鼻咽、面部皮肤浸润等，颈淋巴结 CTV 应包括同侧ⅠB 区、Ⅱ区、Ⅲ区、Ⅳ区淋巴结。

(2) N^+ 病例：颈淋巴结 CTV 为 GTV 外放一定的边界（至少 5mm），同时包括同侧ⅠB 区、Ⅱ区、Ⅲ区、Ⅳ区、Ⅴ区淋巴引流区，勾画根据淋巴结情况决定。

五、重要器官勾画

包括脊髓、脑干、颞叶、垂体、腮腺、内耳、中耳、晶状体、眼球、视神经、视交叉、部分舌体和舌根、颞颌关节、下颌骨、气管、喉（声带）、甲状腺。

六、靶区勾画示例

病例：患者男性，35 岁，因“涕中带血 11 个月，进行性加重伴鼻塞 4 个月”入院。病理诊断为低分化鳞状细胞癌图 6-1。UICC/AJCC 第 8 版分期：$T_{4a}N_0M_0$。

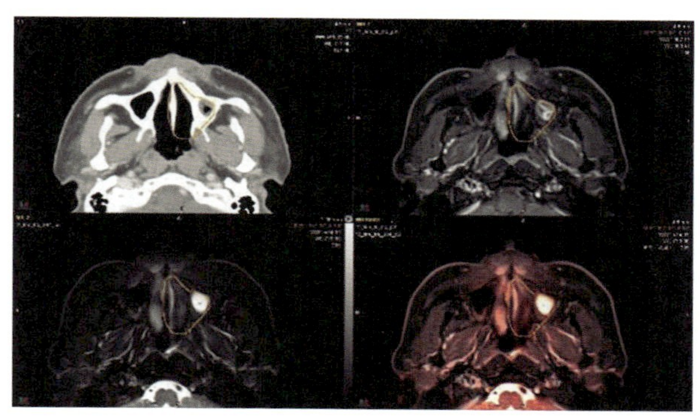

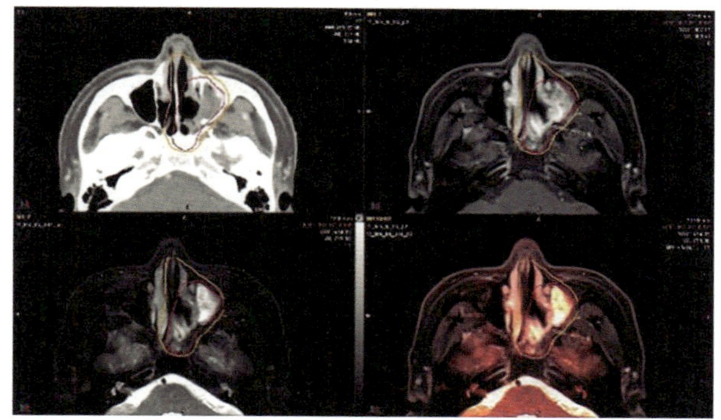

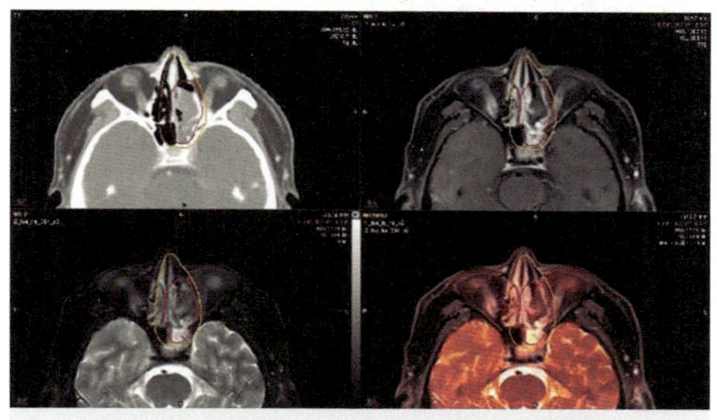

▲图 6-1　病例靶区勾画，红色为 GTV，黄色为 CTV

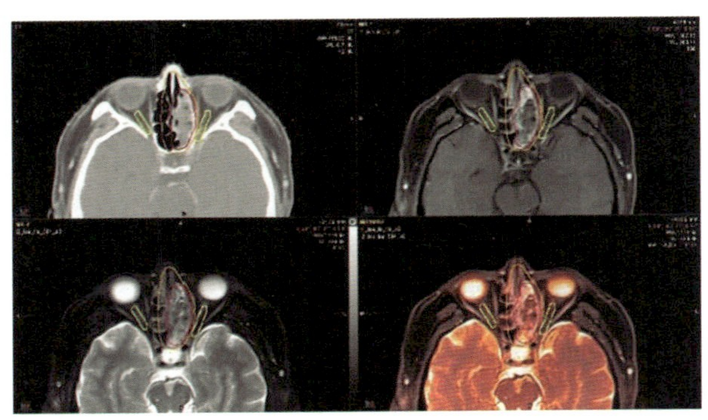

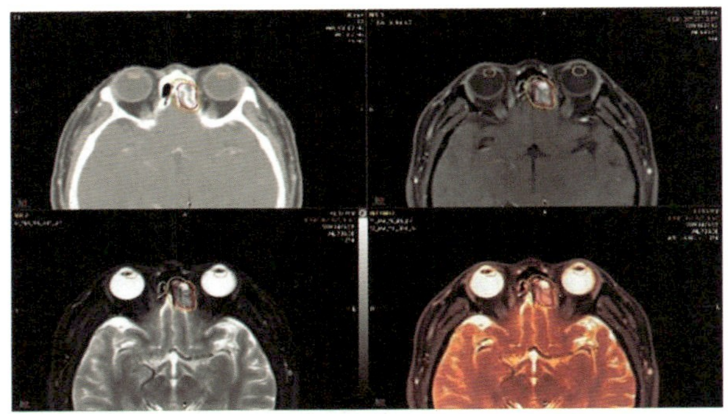

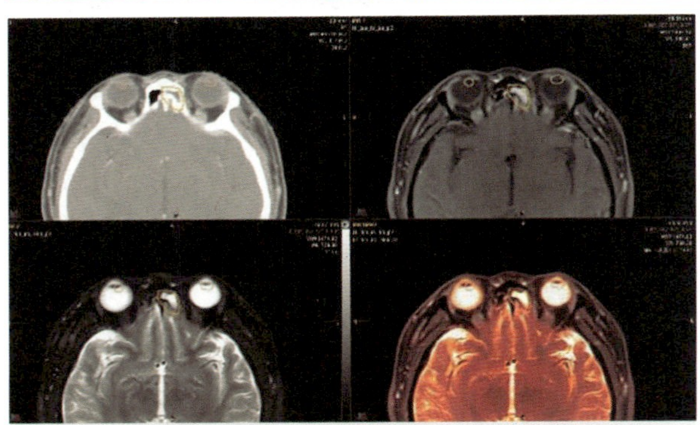

▲图 6-1（续） 病例靶区勾画，红色为 GTV，黄色为 CTV

七、治疗剂量和危及器官限量

具体见表 6-2 和表 6-3。

表 6-2　靶区处方剂量	
大体肿瘤 GTV	66～70Gy/30～33f
高危区 CTV	54～60Gy/30～33f
阳性淋巴结 GTVnd	同 GTV
淋巴引流区 CTVln	50～54Gy/30～33f

表 6-3　正常组织剂量 - 体积限制	
Ⅰ类器官	非常重要、必须保护的正常组织
脑干 / 视交叉 / 视神经	D_{max} 54Gy 或 1% 体积＜60Gy
脊髓	D_{max} 45Gy 或 1% 体积＜50Gy
脑组织、颞叶	D_{max} 60Gy 或 1% 体积＜65Gy
Ⅱ类器官	重要的正常组织，在不影响 GTV、CTV 剂量覆盖的条件下尽可能保护
腮腺	至少一侧腮腺平均剂量＜26Gy，或至少一侧腮腺 50% 腺体受量＜30Gy，或至少 20mm^3 的双侧腮腺体积接受＜20Gy 的剂量
下颌骨 / 颞颌关节	D_{max} 70Gy 或 1cm^3 体积＜75Gy

（续　表）

Ⅲ类器官	其他正常组织结构，在满足Ⅰ类和Ⅱ类正常组织结构保护条件，不影响 GTV、CTV 的剂量覆盖条件下尽可能保护
眼球	平均剂量＜35Gy
晶状体	越少越好
内耳 / 中耳	平均剂量＜50Gy
舌	D_{max} 55Gy 或 1% 体积＜65Gy

应尽量保证计划的优先权，如果靶区剂量覆盖与正常组织限量不能同时满足时，参考以下优先顺序：Ⅰ类正常组织结构＞肿瘤＞Ⅱ类正常组织结构＞Ⅲ类正常组织结构

（路　顺）

第 7 章　唾液腺肿瘤

一、基本特点

唾液腺肿瘤较少见，腮腺是唾液腺肿瘤最常见的发病部位。起源于下颌下腺、舌下腺及小唾液腺的唾液腺肿瘤较少见。最常见的良性唾液腺肿瘤是多形性腺瘤，最常见的恶性唾液腺肿瘤包括黏液表皮样癌和腺样囊性癌。

二、诊断

对唾液腺肿瘤做出诊断时，需行影像学及组织学检查。为避免对良性肿瘤或淋巴瘤进行大手术，可选择淋巴结切除活检或超声引导下针芯穿刺活检。

三、临床 TNM 分期

大唾液腺癌 UICC/AJCC 第 8 版的临床 TNM 分期见表 7-1。对于起自小唾液腺的肿瘤，则根据原发病灶的解剖部位参照鳞状细胞癌进行分期。

表 7-1　大唾液腺肿瘤分期
T 分期
Tx：原发肿瘤不能评价

（续　表）

T_0：无原发肿瘤证据

Tis：原位癌

T_1：肿瘤最大径≤2cm，无腺体外侵犯

T_2：2cm＜肿瘤最大径≤4cm，无腺体外侵犯

T_3：肿瘤最大径＞4cm 和（或）伴有腺体外侵犯

T_{4a}：中度进展期，肿瘤侵犯皮肤、下颌骨、耳道或面神经

T_{4b}：高度进展期，肿瘤侵犯颅底和（或）翼板和（或）包绕颈动脉，腺体外侵犯为临床或肉眼检查发现存在软组织或神经侵犯证据，单独显微镜下发现腺体外侵犯

N 分期

Nx：区域淋巴结不能评价

N_0：无区域淋巴结转移

N_1：同侧单个淋巴结转移灶，最大径≤3cm，ENE（−）

N_{2a}：同侧单个淋巴结转移，3cm＜转移灶最大径≤6cm，ENE（−）

N_{2b}：同侧多个淋巴结转移，转移灶最大径均≤6cm，ENE（−）

N_{2c}：双侧或对侧淋巴结转移，转移灶最大径均≤6cm，ENE（−）

N_{3a}：任何淋巴结转移灶最大径＞6cm

N_{3b}：任何淋巴结转移灶可见到 ENE（+）

M 分期

M_0：无远处转移

M_1：有远处转移

临床分期

0 期：$TisN_0M_0$

Ⅰ期：$T_1N_0M_0$

Ⅱ期：$T_2N_0M_0$

（续　表）

Ⅲ期：$T_3N_0M_0$、$T_{0\sim3}N_1M_0$
ⅣA 期：$T_{4a}N_{0\sim1}M_0$、$T_{0\sim4a}N_2M_0$
ⅣB 期：$T_{任何}N_3M_0$、$T_{4b}N_{任何}M_0$
ⅣC 期：$T_{任何}N_{任何}M_1$

四、治疗原则

原发灶的处理：局部区域性患者行根治性治疗。

(1) 手术：如果肿瘤可切除，则需行手术切除。

(2) 根治性放疗：若因医学情况不能手术或病变不可切除，则可进行根治性放疗。

(3) 颈部的处理：对于临床上或影像学上明显的淋巴结转移患者，往往推荐行改良的根治性颈淋巴结清扫术（Ⅱ～Ⅲ区，必要时清扫Ⅰ区、Ⅳ区和Ⅴ区），随后给予辅助放疗。

(4) 对于有高危特征的患者：建议行Ⅱ区和Ⅲ区颈选择性清扫术，包括高级别肿瘤、局部晚期肿瘤（T_3 期和 T_4 期）及面瘫 / 面神经无力的患者。拟行辅助放疗时，对于临床上及影像学上显示颈部淋巴结阴性（N_0 期）的患者，可用颈部放疗代替颈淋巴结清除术。

(5) 对于所有舌下腺肿瘤及起源于鼻咽部的小唾液腺恶性肿瘤：建议行颈选择性清扫术。

(6) 辅助放疗的适应证：建议对局部或区域复发风险升高的患者行辅助放疗。包括肿瘤病理学级别高、有其他高危病理学特征，如阳性切缘、神经血管或淋巴浸润、淋巴结转移及包膜外侵犯；下颌下腺、舌下腺或小唾液腺的肿瘤；腺样囊性癌。

五、放疗技术

一般采用调强放疗，仰卧位，双手置于体侧。利用外置三维激光进行摆位，要求人体正中矢状线与激光 Y 轴平行，患者头部及身体不产生偏侧、旋转。选择合适的头枕，采用头颈肩热塑膜固定，必要时含张口器。扫描范围从头顶到锁骨头下 3cm 或气管分叉水平，应包括整个肩关节。CT 扫描层厚一般为 3mm。

六、靶区勾画示例

放疗体积包括原发肿瘤 / 瘤床，以及已受累或受累风险较高的区域淋巴结。病例展示见图 7-1。

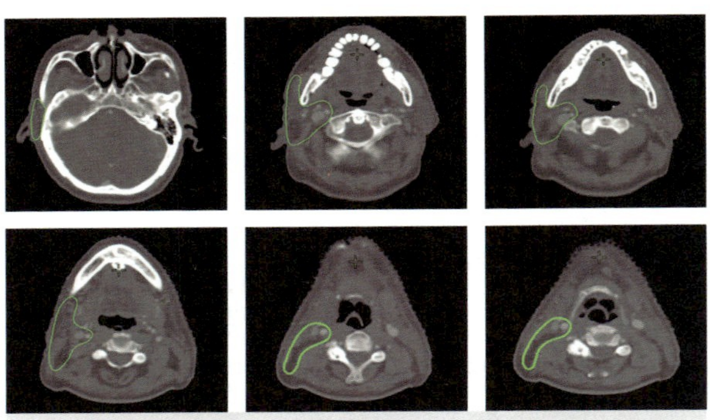

▲图 7-1　腮腺癌（$T_2N_2M_0$）病例靶区勾画，绿色为 CTV

七、靶区处方剂量

靶区处方剂量见表 7–2。

表 7–2　靶区处方剂量

原发灶 GTV/GTVN	66Gy（2.2Gy/f）～70Gy（2.0Gy/f），第 1～5 周，第 6～7 周
高危区 CTV_1	60～66Gy（2.0Gy/f）
低危区 CTV_2	50（2.0Gy/f）～54Gy（1.8Gy/f）

（田素青）

第 8 章　脑胶质瘤

一、基本特点

胶质瘤是指起源于神经胶质细胞，发生于神经外胚层的肿瘤。胶质瘤是最常见的原发性颅内肿瘤，WHO 中枢神经系统肿瘤分类将胶质瘤分为Ⅰ～Ⅳ级，Ⅰ～Ⅱ级为低级别胶质瘤，Ⅲ～Ⅳ级为高级别胶质瘤。

二、诊断

依据病史和临床表现，通过体格检查，头部平扫及增强 MRI、功能性 MRI、PET/CT 等影像学检查，以及病理诊断等为诊断提供依据。

三、病理分级

具体见表 8-1。

表 8-1　WHO CNS-5 常见胶质瘤分类、分级和分子学改变

常见胶质瘤分类	分子学改变	分级
胶质瘤、胶质神经元肿瘤和神经元肿瘤		
成人型弥漫性胶质瘤		

（续　表）

常见胶质瘤分类	分子学改变	分级
星形细胞瘤，IDH 突变型	IDH1，IDH2，ATRX，TP53，CDKN2A/B	2，3，4
少突胶质细胞瘤，IDH 突变，伴 1p/19q 共缺失型	IDH1，IDH2，1p/19q，TERT 启动子，CIC，FUBP1，NOTCH1	2，3
胶质母细胞瘤，IDH 野生型	IDH-wildtype，TERT 启动子，染色体 7/10，EGFR	4
儿童型弥漫性低级别胶质瘤		
弥漫性星形细胞瘤，伴 MYB 或 MYBL1 改变	MYB，MYBL1	1
血管中心型胶质瘤	MYB	
青少年多型性低级别神经上皮肿瘤	BRAF，FGFR 家族	1
弥漫性低级别胶质瘤，伴 MAPK 信号通路改变	FGFR1，BRAF	
儿童型弥漫性高级别胶质瘤		
弥漫性中线胶质瘤，伴 H3K27 改变	H3K27，TP53，ACVR1，PDGFRA，EGFR，EZHIP	4
弥漫性半球胶质瘤，H3G34 突变型	H3 G34，TP53，ATRX	4

（续　表）

常见胶质瘤分类	分子学改变	分级
弥漫性儿童型高级别胶质瘤，H3-wt 伴 IDH-wt	IDH- 野生，H3- 野生，PDGFRA，MYCN，EGFR（甲基化组）	
婴儿型半球胶质瘤	NTRK 家族，ALK，ROS，MET	
局限性星形细胞胶质瘤		
毛细胞星形细胞瘤	KIAA1549-BRAF，BRAF，NF1	1
具有毛样特征的高级别星形细胞瘤	BRAF，NF1，ATRX，CDKN2A/B（甲基化组）	
多形性黄色星形细胞瘤	BRAF，CDKN2A/B	2，3
室管膜下巨细胞星形细胞瘤	TSC1，TSC2	1
脊索样胶质瘤	PRKCA	1
星形母细胞瘤，伴 MN1 改变	MN1	
胶质神经元和神经元肿瘤（略）		
室管膜肿瘤		
幕上室管膜瘤	ZFTA，RELA，YAP1，MAML2	2，3
幕上室管膜瘤，ZFTA 融合阳性		

（续　表）

常见胶质瘤分类	分子学改变	分级
幕上室管膜瘤，YAP1 融合阳性		
颅后窝室管膜瘤	H3 K27me3，EZHIP（甲基化组）	2，3
颅后窝室管膜瘤，PFA 组		
颅后窝室管膜瘤，PFB 组		
脊髓室管膜瘤	NF2，MYCN	2，3
脊髓室管膜瘤，伴 MYCN 扩增		
黏液乳头型室管膜瘤		2
室管膜下瘤		1

四、治疗原则

1. 低级别胶质瘤

(1) 最大限度安全切除。

(2) 风险度分层。

RTOG 标准：低风险组（年龄<40 岁且肿瘤全切），高风险组[年龄≥40 岁和(或)肿瘤非全切]。

EORTC 标准：年龄≥40 岁、星形细胞瘤、肿瘤最大径≥6cm、肿瘤跨中线和术前神经功能受损 5 项指标确定为独立预后因素，其中低风险组患者（包含 0～2 个危险因素）预后明显优于高风险组（包含 3～5 个危险因素）。

低风险组患者可以考虑观察，高风险患者术后辅助放化疗。

2. 高级别胶质瘤

(1) 最大限度安全切除。

(2) 术后辅助替莫唑胺同步放化疗并替莫唑胺辅助化疗。

五、放疗

1. 模拟定位

采用仰卧，头过伸位。利用外置三维激光进行摆位，要求人体正中矢状线与激光 Y 轴平行，患者头部及身体不产生偏侧、旋转。选择合适的头枕，采用头热塑膜固定。定位前需要进行口腔预处理，并在定位时取下患者带有金属的假牙、义齿及其他配饰。

2. 靶区的定义和勾画

(1) 低级别胶质瘤（图 8-1）。

①原发灶 GTV：术后靶区界定依据术前和术后 MRI，通常采用 FLAIR 序列和 T_2 序列中高信号的区域定义 GTV。

② CTV：在 GTV 外放 1～2cm 作为 CTV；对于弥漫多病灶的低级别胶质瘤，建议在放疗 45Gy（1.8Gy/f）左右时复查 MRI，对残留病灶适时调整计划方案，建议推量至 54Gy。

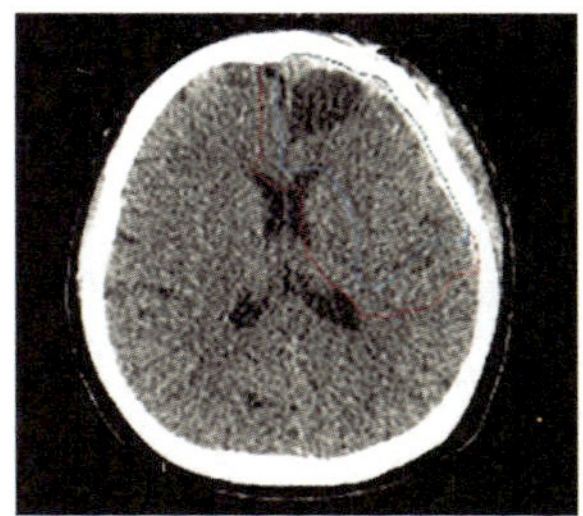
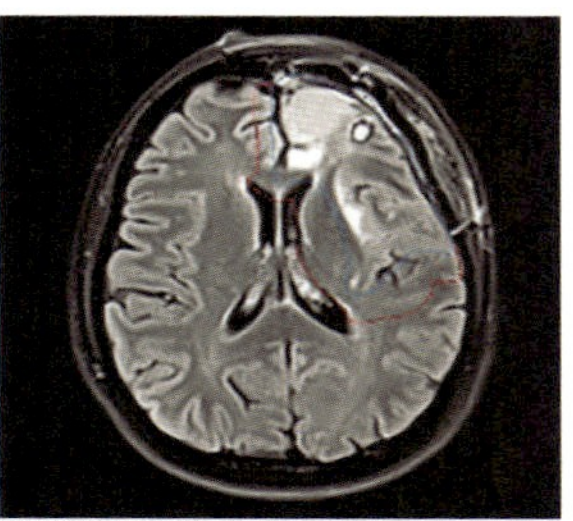

▲图 8-1　蓝色为 GTV（术腔 +T_2/FLAIR），红线为 CTV（GTV_1+1cm）

(2) 高级别胶质瘤（图 8-2）。

① RTOG 勾画原则。

第一阶段：照射 46Gy（2Gy/f）。GTV_1 包括术后 MRI T_1 增强区、术腔和 MRI T_2/FLAIR 图像的异常信号区。CTV_1 为 GTV_1 外扩 2cm。

第一阶段（46Gy/23f）：蓝色为 GTV_1（T_1 增强 + 术腔 +T_2/FLAIR），红色为 CTV_1（GTV_1+2cm）。

第二阶段：照射 14Gy（2Gy/f）。GTV_2 包括术后 MRI T_1 增强区和术腔。CTV_2 为 GTV_2 外扩 2cm，对颅骨、脑室、大脑镰等天然屏障区域外扩 0.5cm，同时尽量保护视神经、海马等正常器官。

第二阶段（14Gy/7f）：绿色为 GTV（T_1 增强 + 术腔），紫色为 CTV（GTV+2cm）。

② EORTC 勾画原则。

GTV 包括 MRI T_1 增强区和术腔，不包括瘤周水肿区。CTV 为 GTV 外扩 2cm，对颅骨、脑室、大脑镰、小脑幕、视器、脑干等一些天然屏障区域外扩 0～0.5cm。CTV 照射 60Gy（2Gy/f）。

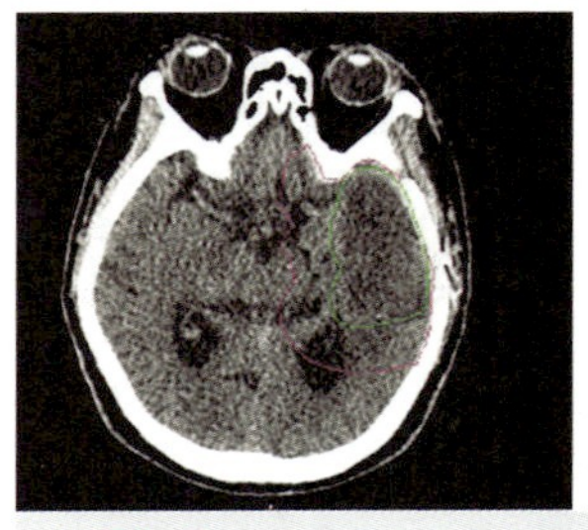

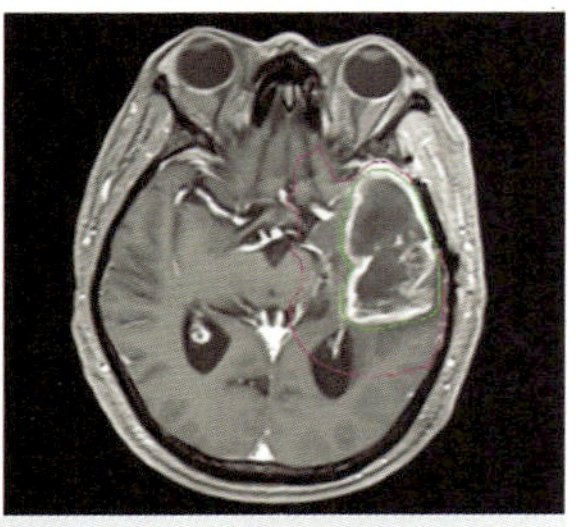

▲图8-2　绿色为GTV（T_1增强＋术腔），紫色为CTV（GTV+2cm）

3. 重要器官勾画

包括脑干、颞叶、垂体、内耳、中耳、晶状体、眼球、视神经、视交叉、颞颌关节、下颌骨。

（王　政）

第9章　肺　癌

一、基本特点

肺癌是最常见的肺部原发性恶性肿瘤，原发于肺、气管及支气管。常有区域性淋巴结转移和血行播散，早期常有刺激性咳嗽、痰中带血等呼吸道症状，病情进展速度与肿瘤的组织学类型、分化程度等生物学特性有关。全球范围内肺癌居新发病例及癌症死因第1位，也是我国人群中发病率和死亡率上升最快的恶性肿瘤。

二、诊断

准确的诊断与分期是肺癌治疗的前提。依据病史和临床表现，通过体格检查，胸腹部CT或腹部超声、颅脑MRI、全身骨扫描、PET/CT等影像学检查，以及病理诊断、基因检测等为诊断与分期提供依据。

三、临床分期

1. 临床TNM分期

UICC/AJCC第8版的临床TNM分期见表9-1。

表 9-1 临床 TNM 分期（UICC/AJCC 第 8 版）

T 分期

Tx：未发现原发肿瘤，或者通过痰细胞学或支气管灌洗发现癌细胞，但影像学及支气管镜无法发现

T_0：无原发肿瘤证据

Tis：原位癌

T_1：肿瘤最大径≤3cm，周围包绕肺组织及脏胸膜，支气管镜见肿瘤侵犯叶支气管，未侵犯主支气管

T_{1a}：肿瘤最大径≤1cm

T_{1b}：1cm＜肿瘤最大径≤2cm

T_{1c}：2cm＜肿瘤最大径≤3cm

T_2：3cm＜肿瘤最大径≤5cm；或侵犯主支气管（不常见的表浅扩散型肿瘤，不论体积大小，侵犯限于支气管壁时，虽可能侵犯主支气管，仍为 T_1），但未侵犯气管隆嵴；或侵犯脏胸膜；或有阻塞性肺炎或者部分肺不张

T_{2a}：3cm＜肿瘤最大径≤4cm

T_{2b}：4cm＜肿瘤最大径≤5cm

T_3：5cm＜肿瘤最大径≤7cm；直接侵犯以下任何一个器官，包括胸壁（含肺上沟瘤）、膈神经、心包；全肺肺不张肺炎；同一肺叶出现孤立性癌结

T_4：肿瘤最大径＞7cm；无论大小，侵犯以下任何一个器官，包括纵隔、心脏、大血管、气管隆嵴、喉返神经、主气管、食管、椎体、膈肌；同侧不同肺叶内出现孤立癌结节

N 分期

Nx：区域淋巴结无法评估

N_0：无区域淋巴结转移

N_1：同侧支气管周围和（或）同侧肺门淋巴结，以及肺内淋巴结有转移，包括直接侵犯而累及

N_2：同侧纵隔内和（或）气管隆嵴下淋巴结转移

N_3：对侧纵隔、对侧肺门、同侧或对侧前斜角肌及锁骨上淋巴结转移

（续　表）

M 分期

Mx：远处转移不能被判定

M_0：没有远处转移

M_1：远处转移

M_{1a}：局限于胸腔内，包括胸膜播散（恶性胸腔积液、心包积液或胸膜结节），以及对侧肺叶出现癌结节（许多肺癌胸腔积液由肿瘤引起，少数患者胸腔积液多次细胞学检查阴性，既不是血性也不是渗液，如果各种因素和临床判断认为渗液和肿瘤无关，那么不应该把胸腔积液纳入分期因素）

M_{1b}：远处器官单发转移灶

M_{1c}：多个或单个器官多处转移

临床分期

	N_0	N_1	N_2	N_3	M_{1a}、任何 N	M_{1b}、任何 N	M_{1c}、任何 N
T_{1a}	ⅠA_1	ⅡB	ⅢA	ⅢB	ⅣA	ⅣA	ⅣB
T_{1b}	ⅠA_2	ⅡB	ⅢA	ⅢB	ⅣA	ⅣA	ⅣB
T_{1c}	ⅠA_3	ⅡB	ⅢA	ⅢB	ⅣA	ⅣA	ⅣB
T_{2a}	ⅠB	ⅡB	ⅢA	ⅢB	ⅣA	ⅣA	ⅣB
T_{2b}	ⅡA	ⅡB	ⅢA	ⅢB	ⅣA	ⅣA	ⅣB
T_3	ⅡB	ⅢA	ⅢB	ⅢC	ⅣA	ⅣA	ⅣB
T_4	ⅢA	ⅢA	ⅢB	ⅢC	ⅣA	ⅣA	ⅣB

2. 小细胞肺癌分期

小细胞肺癌（SCLC）的生物学特性、治疗及分期与非小细胞肺癌（NSCLC）不同，目前临床广泛应用国际肺癌研究会（IASLC）1989 年第 3 届小细胞肺癌专题讨论会修订的 SCLC 临床分期标准。

局限期：病变局限于一侧胸腔，有 / 无同侧肺门、同侧纵隔、同侧锁骨上淋巴结转移，可合并少量胸腔积液，轻度上腔静脉压迫综合征。

广泛期：凡病变超出局限期者，均列入广泛期。

由于不同 N 分期的局限期患者预后差异明显，胸腔积液患者的预后介于局限期与广泛期之间，因此 IASLC 推荐小细胞肺癌同样采用 UICC/AJCC 的肺癌 TNM 分期。局限期包括Ⅰ～ⅢB 期，广泛期为Ⅳ期，其中 T_3 或 T_4 肺内结节转移者归为Ⅳ期。

四、治疗原则

1. 非小细胞肺癌治疗原则

(1) 早期（Ⅰ～Ⅱ期）：手术目前仍是首选的标准治疗，术后根据病理情况考虑是否辅助放化疗或分子靶向治疗。对于有严重的内科并发症、高龄、拒绝手术的患者可采用根治性放疗、同步放化疗或放疗联合分子靶向治疗。

(2) 局部晚期（Ⅲ期）：Ⅲa 期的治疗采用手术与化疗、分子靶向治疗、放疗及免疫治疗的综合治疗。Ⅲb 与Ⅲc 期的患者同步放化疗后免疫治疗巩固维持是目前的标准治疗手段，根据患者情况亦可序贯放化疗，或对于有敏感突变的患者可以考虑分子靶向治疗与放疗为主的综合治疗。

(3) 晚期（Ⅳ期）：药物治疗（化疗、分子靶向治疗、免疫治疗）基础上联合姑息性放疗。

2. 小细胞肺癌的治疗原则

(1) 局限期：同期放化疗是目前的标准治疗，根据患者的情况亦可选择序贯放化疗。治疗后完全缓解的患者可行预防性脑照射。

(2) 广泛期：药物治疗（化疗、免疫治疗）的基础上联合姑息性放疗。

五、放疗

1. 模拟定位

采用仰卧位，利用外置三维激光进行摆位，要求人体正中矢状线与激光 Y 轴平行，患者头部及身体不产生偏侧、旋转。选择合适的头枕，使用体部热塑膜、真空垫或发泡胶固定。采用放疗专用 CT 模拟定位机扫描定位，扫描层厚常用 3～5mm，小病灶的立体定向放疗可采用 1mm 层厚。有条件的单位建议采用 4D-CT 模拟定位。

2. 靶区的定义和勾画

临床上利用 CT 断层图像对靶区和危险器官进行勾画，MRI 与 PET 图像作为靶区勾画的参考或与 CT 图像进行融合。GTV 为肿瘤靶区，将 CT 图像肺窗上可见的肿瘤和纵隔窗上可见的肿大淋巴结分别定义为GTV和GTVnd。其中，病变的毛刺边缘包括在内，肺不张部分不包括；肿大淋巴结直径>1cm，或虽然<1cm但同一部位肿大淋巴结多于3个。腺癌病灶GTV外扩8mm为CTV，鳞癌外扩6mm为CTV，小细胞肺癌外扩5mm为CTV，GTVnd外扩3～5mm为CTVnd。其中，气管隆嵴下淋巴结或纵隔淋巴结受侵时，同侧肺门包入CTV。CTV头脚方向外扩10～15mm、前后左右方向外扩5～10mm后为PTV，具体应根据各单位实际测量情况确定（图9-1）。

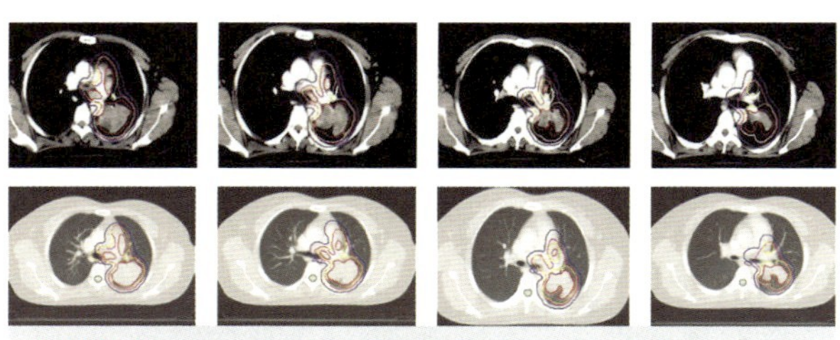

▲图9-1　病例靶区勾画，左肺鳞癌，ⅢB期（$T_3N_2M_0$），红色为GTVnx、GTVnd，粉色为CTV，黄色为pGTV，蓝色为PTV

3. 靶区处方剂量与正常组织限量

具体见表9-2至表9-4。

表9-2　非小细胞肺癌靶区处方剂量

Ⅰ期单纯放疗	≥100Gy
Ⅱ期单纯根治放疗	66～70Gy/33～35f

（续　表）

ⅢA 和ⅢB 期单纯放疗	60～70Gy/30～35f
ⅢA 和ⅢB 期同期放化疗	60～66Gy/30～33f
ⅢA 和ⅢB 期新辅助同步放化疗＋手术	45Gy/22～23f
术后放疗，完全切除且切缘阴性	50～60Gy/25～30f
术后放疗，切缘阳性或大体肿瘤残留	60～66Gy/30～33f

表 9-3　小细胞肺癌靶区处方剂量

局限期	60～66Gy/30～33f；如有条件，可以进行 45Gy/3 周，1.5Gy/f，每天 2 次的加速超分割照射
广泛期，经过化疗病情稳定	30Gy/10f 或 45Gy/15f
脑预防照射	全脑 25Gy/10f

表 9-4　正常组织剂量限制

双肺	单纯放疗 V_{20}≤30%，同步放化疗 V_{20}≤28%，术后辅助放疗 V_{20}≤20%
脊髓	≤45Gy
心脏	V_{30}≤40%，V_{40}≤30%
食管	V_{50}＜50%

4. 肺癌放疗的常见不良反应

(1) 急性放射性肺炎：当剂量达到 25～30Gy

时出现。

(2) 晚期放射性肺纤维化：多发生于放疗后 3 个月。

(3) 放射性食管损伤：一般出现于放疗后 2～3 周，70%～80% 的患者出现Ⅱ级以上的食管炎。

(4) 放射性脊髓损伤：主要为早期的 Lhermitte 征和后期的放射性脊髓病。

(5) 其他损伤：心脏损伤、臂丛神经损伤、放射性肋骨骨折等。

（俞　伟）

第 10 章　食管癌

一、基本特点

食管癌高发于亚洲、南非和东非国家及法国北部，我国发病和死亡病例均约占全球的 50%。食管癌分为鳞癌和腺癌。在全球食管癌高发区鳞癌最常见，但是在食管癌非高发区，腺癌却是最常见的食管癌，如北美洲和许多西欧国家。好发年龄为 50—69 岁。男性发病多于女性。可能的病因有长期嗜酒、嗜热食、大量吸烟、霉菌食物、营养不良等。

二、诊断

依据病史和临床表现，通过体格检查，食管钡餐造影、胃镜＋超声内镜、颈胸部 CT、颈部超声、全身骨扫描、脑 MR、PET/CT 等影像学检查，以及病理诊断为诊断提供依据。

三、临床 TNM 分期

UICC/AJCC 第 8 版的临床 TNM 分期见表 10-1 至表 10-6。

表 10-1 临床 TNM 分期（UICC/AJCC 第 8 版）

T 分期

Tx：原发肿瘤不能确定

T_0：无原发肿瘤证据

Tis：重度不典型增生（癌细胞未突破基底膜）

T_1：肿瘤侵犯黏膜固有层、黏膜肌层或黏膜下层

T_{1a}：肿瘤侵犯黏膜固有层或黏膜肌层

T_{1b}：肿瘤侵犯黏膜下层

T_2：肿瘤侵犯食管肌层

T_3：肿瘤侵犯食管纤维膜

T_4：肿瘤侵犯食管周围结构

T_{4a}：肿瘤侵犯胸膜、心包、奇静脉、膈肌或腹膜

T_{4b}：肿瘤侵犯其他邻近结构，如主动脉、椎体或气管

N 分期

Nx：区域淋巴结转移不能确定

N_0：无区域淋巴结转移

N_1：1～2 个区域淋巴结转移

N_2：3～6 个区域淋巴结转移

N_3：≥7 个区域淋巴结转移

M 分期

M_0：无远处转移

M_1：有远处转移

G 分级

腺癌 G 分级

Gx：分化程度不能确定

G_1：高分化癌，＞95% 为分化较好的腺体组织

G_2：中分化癌，50%～95% 为分化较好的腺体组织

G_3：低分化癌，癌细胞成巢状或片状，＜50% 有腺体形成（如果进一步检测“未分化”癌组织，发现腺体组织，则分类为 G_3 腺癌）

（续　表）

鳞癌 G 分级

Gx：分化程度不能确定

G_1：高分化癌，角质化为主，伴颗粒层形成和少量非角质化基底样细胞成分，肿瘤细胞排列成片状，有丝分裂少

G_2：中分化癌，组织学特征多变，从角化不全到低度角化，通常无颗粒形成

G_3：低分化癌，通常伴中心坏死，形成大小不一、巢样分布的基底样细胞。巢主要由肿瘤细胞片状或路面样分布组成，偶可见角化不全或角质化细胞（如果进一步检测“未分化”癌组织，发现鳞状细胞组分，或仍为未分化癌，则分类为 G_3 鳞癌）

鳞癌 L 分期

Lx：位置无法确定

上段：颈段食管至奇静脉弓下缘水平

中段：奇静脉弓下缘至下肺静脉水平

下段：下肺静脉至胃，包括胃食管连接处

表 10-2　食管鳞癌 pTNM 分期

		N_0		N_1	N_2	N_3	M_1
		下段	上 / 中段				
Tis		0					
T_{1a}	G_1	ⅠA		ⅡB	ⅢA	ⅣA	ⅣB
	$G_{2\sim3}$	ⅠB					
T_{1b}		ⅠB		ⅡB	ⅢA	ⅣA	ⅣB
T_2	G_1	ⅠB		ⅢA	ⅢB	ⅣA	ⅣB
	$G_{2\sim3}$	ⅡA					

（续　表）

<table>
<tr><th rowspan="2" colspan="2"></th><th colspan="2">N_0</th><th rowspan="2">N_1</th><th rowspan="2">N_2</th><th rowspan="2">N_3</th><th rowspan="2">M_1</th></tr>
<tr><th>下段</th><th>上/中段</th></tr>
<tr><td rowspan="2">T_3</td><td>G_1</td><td colspan="2">ⅡA</td><td colspan="2" rowspan="2">ⅢB</td><td rowspan="2">ⅣA</td><td rowspan="2">ⅣB</td></tr>
<tr><td>$G_{2\sim3}$</td><td>ⅡA</td><td>ⅡB</td></tr>
<tr><td>T_{4a}</td><td></td><td colspan="2">ⅢB</td><td>ⅢB</td><td>ⅣA</td><td>ⅣA</td><td>ⅣB</td></tr>
<tr><td>T_{4b}</td><td></td><td colspan="2">ⅣA</td><td>ⅣA</td><td>ⅣA</td><td>ⅣA</td><td>ⅣB</td></tr>
</table>

表 10-3　食管腺癌 pTNM 分期

		N_0	N_1	N_2	N_3	M_1
Tis		0				
	G_1	ⅠA				
T_{1a}	G_2	ⅠB	ⅡB	ⅢA	ⅣA	ⅣB
	G_3	ⅠC				
	G_1	ⅠB				
T_{1b}	G_2		ⅡB	ⅢA	ⅣA	ⅣB
	G_3	ⅠC				
	G_1	ⅠC				
T_2	G_2		ⅢA	ⅢB	ⅣA	ⅣB
	G_3	ⅡA				
T_3		ⅡB	ⅢB	ⅢB	ⅣA	ⅣB
T_{4a}		ⅢB	ⅢB	ⅣA	ⅣA	ⅣB
T_{4b}		ⅣA	ⅣA	ⅣA	ⅣA	ⅣB

表 10-4　食管鳞癌 cTNM 分期

		N_0	N_1	N_2	N_3	M_1
Tis	0					
T_1		Ⅰ	Ⅰ	Ⅲ	ⅣA	ⅣB
T_2		Ⅱ	Ⅱ	Ⅲ	ⅣA	ⅣB
T_3		Ⅱ	Ⅲ	Ⅲ	ⅣA	ⅣB
T_{4a}		ⅣA	ⅣA	ⅣA	ⅣA	ⅣB
T_{4b}		ⅣA	ⅣA	ⅣA	ⅣA	ⅣB

表 10-5　食管腺癌 cTNM 分期

		N_0	N_1	N_2	N_3	M_1
Tis	0					
T_1		Ⅰ	ⅡA	ⅣA	ⅣA	ⅣB
T_2		ⅡB	Ⅲ	ⅣA	ⅣA	ⅣB
T_3		Ⅲ	Ⅲ	ⅣA	ⅣA	ⅣB
T_{4a}		Ⅲ	Ⅲ	ⅣA	ⅣA	ⅣB
T_{4b}		ⅣA	ⅣA	ⅣA	ⅣA	ⅣB

表 10-6　ypTNM 分期（鳞癌、腺癌）

	N_0	N_1	N_2	N_3	M_1
T_0	Ⅰ	ⅢA	ⅢB	ⅣA	ⅣB
Tis	Ⅰ	ⅢA	ⅢB	ⅣA	ⅣB

（续 表）

	N_0	N_1	N_2	N_3	M_1
T_1	Ⅰ	ⅢA	ⅢB	ⅣA	ⅣB
T_2	Ⅰ	ⅢA	ⅢB	ⅣA	ⅣB
T_3	Ⅱ	ⅢB	ⅢB	ⅣA	ⅣB
T_{4a}	ⅢB	ⅣA	ⅣA	ⅣA	ⅣB
T_{4b}	ⅣA	ⅣA	ⅣA	ⅣA	ⅣB

四、治疗原则

1. 对于内镜证实的 pTis、pT_{1a} 者：首选内镜下治疗，包括内镜黏膜剥脱术、消融（不适合单独用于 pT_{1a}）、黏膜剥脱术 + 消融（对于多发性高级别上皮内瘤变、未完全清除 / 残存的上皮内瘤变等情况，可能还需要加做消融，病灶已完全切除者则不需要）或食管癌根治术（其适应证为广泛的原位癌或 pT_{1a}，特别是消融或黏膜剥脱术 + 消融后仍无法完全控制的结节性病灶；经膈或经胸或微创，首选胃重建）。

2. 对于内镜证实的 $pT_{1b}N_0$：推荐行食管癌根治术。

3. 对于 $cT_{1b}N^+$、$cT_{2\sim4a}N\pm$ 者：非颈段者推荐新辅助放化疗（41.4～50.4Gy，同步化疗，腺癌患者还可以选择新辅助化疗），手术在新辅助放化疗结束 6～8 周进行，或新辅助化疗结束 3～6

周进行。颈段或拒绝手术者推荐行根治性放化疗（50～50.4Gy，同步化疗）或食管癌根治术（非颈段，或 $T_{1b\sim2}$ 低危病变：<2cm，分化好）。

4. 对于 cT_{4b} 者：推荐行根治性放化疗（50～50.4Gy，同步化疗）。

5. 对于食管穿孔或大出血风险较大者：谨慎选择放疗。对于不能耐根治性同步放化疗者，可行单纯放疗或姑息放疗。

6. R_0 切除术后，N^+ 或 $T_{3\sim4a}$ 的鳞癌患者：若未行新辅助治疗，可考虑辅助放疗或放化疗。N^+ 或 $T_{3\sim4a}$ 的腺癌患者，若接受过新辅助放化疗，可行选择观察；若未接受过新辅助放化疗，可行术后化疗或放化疗。其余分期患者均可术后定期复查。

7. R_1/R_2 切除术后：若未接受过新辅助放化疗，则首选同步放化疗（≥50.4Gy），或序贯化放疗（不能耐受同步放化疗者）。若接受过新辅助放化疗，推荐辅助化疗。

8. 对于ⅣB 期患者：遵循全身治疗为主的综合治疗原则，局部放疗用于减除梗阻、压迫等症状。

五、放疗

1. 模拟定位

通常采用仰卧位，平直固定于模拟定位床上，双手通常置于头顶。利用外置三维激光进行摆位，要求人体正中矢状线与激光 Y 轴平行，患者头部及身体不产生偏侧、旋转。选择合适的头枕，胸段食管癌通常采用体部热塑膜固定，对于颈段食管癌或需要照射锁骨上或下颈部区域者，可行头颈肩热塑膜或颈胸一体式热塑膜固定。对于下段食管癌或者需要照射腹腔淋巴结者，定位前需要空腹，上机前用固定剂量（500～1000ml）流食充盈胃，以保证定位和之后放疗时胃部充盈重复性。呼吸门控或屏气技术有助于减少呼吸运动导致的靶区运动，4D-CT 扫描可评估肿瘤运动，从而可缩小 PTV，减少正常器官受量，特别适用于较低位的病灶。CT 扫描层厚一般为 3～5mm。

2. 靶区的定义和勾画

(1) 根治性放疗或术前放疗。

原发灶 GTV：定义为临床检查、食管钡餐造影、胃镜（+ 超声内镜）、CT/MRI/PET 多模态影像综合所见的病灶（图 10-1），T_1 病变建议使用金属标记定位（图 10-2）。

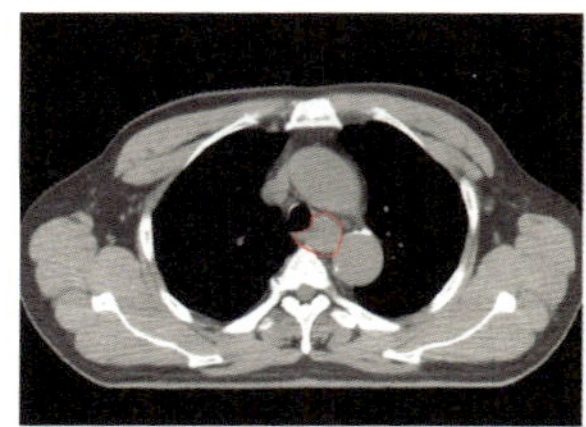
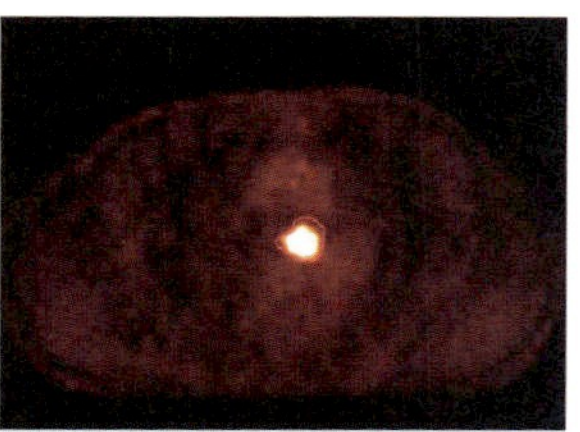

▲图 10-1　PET/CT 定位 T_3 病变，并排除病变周围淋巴结转移

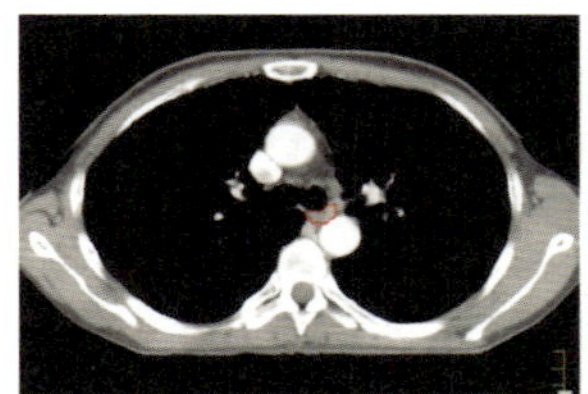
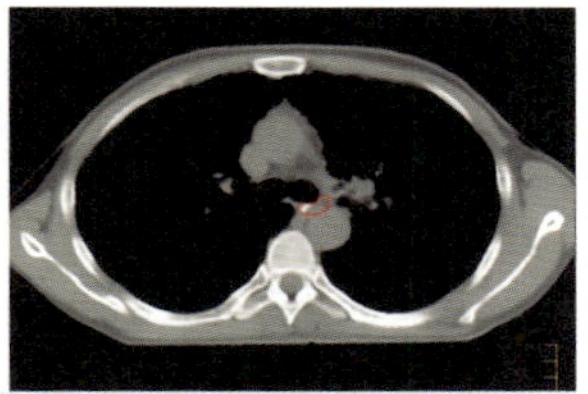

▲图 10-2　金属标记定位 T_1 病变上界（红色线条为 GTV）

转移淋巴结 GTVnd：为 CT/MRI/PET 多模态影像综合所见的颈部病灶。阳性病灶定义为横断面图像上淋巴结最小径≥1cm，PET 中高代谢淋巴结（SUV＞2.5），食管气管沟或食管病灶旁淋巴结超过 5mm（图 10-3），淋巴结内中央坏死或环形强化（不论大小），同一高危区≥3 个淋巴结且其中一个最大横断面的最小径≥8mm。

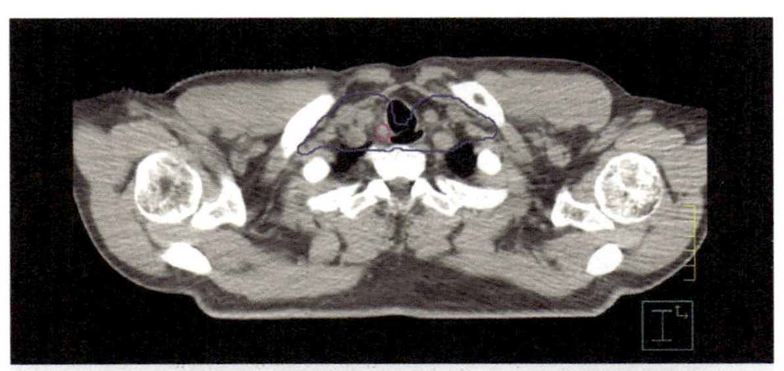

▲图 10-3　食管气管沟淋巴结，紫色为 GTVnd，蓝色为 CTV

CTV：累及野照射必须包括 GTV 和 GTVnd+淋巴引流区，并在 GTV 和 GTVnd 左右前后方向（2D）均放 0.8～1.0cm（平面），外放后在解剖屏障方向适当调整。在 GTV 上下方向均放 3cm，在有 GTVnd 的 CT 层面的上下各外放 1.0cm。

做选择性淋巴引流区照射时，需要包括转移率较高的相应淋巴引流区域（食管癌淋巴结分组参照日本 JES 第 11 版标准）（图 10-4 至图 10-11）：①颈段为双侧 101、双侧 102、双侧 104、105、106rec 组；②胸上段为双侧 101、双侧 104、105、106、部分 108 组，累及中段时还需要包括 107 和整个 108 组；③胸中段为 105、106、107、108、部分 110 和腹部 1、2、3、7 组，累及上段时可不包括腹部淋巴结，累及下段时，需要包括 110 组；④胸下段 ± 累及中段为 107、108、110 和腹部 1、2、3、7 组。

PTV：在 CTV 基础上三维外放 0.5cm。

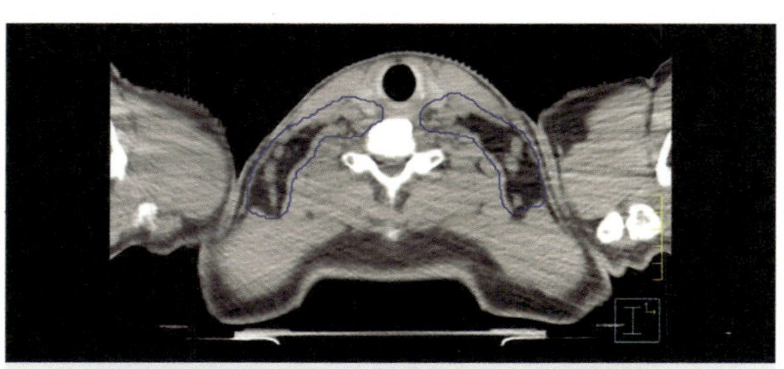

▲图 10-4　锁骨上淋巴引流区上界（环甲膜）水平 CTV，蓝色为 CTV

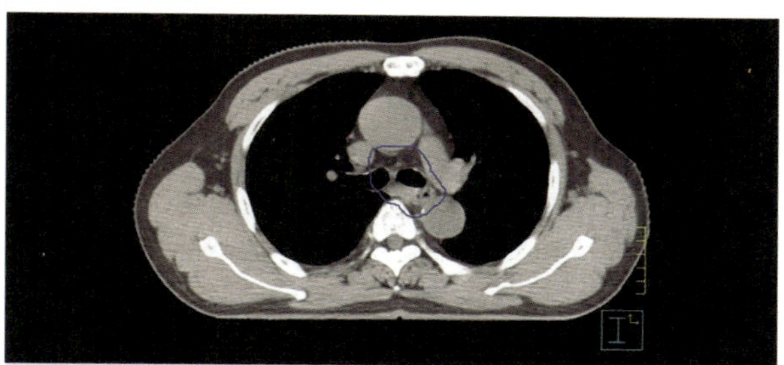

▲图 10-5　气管隆嵴水平 CTV，蓝色为 CTV

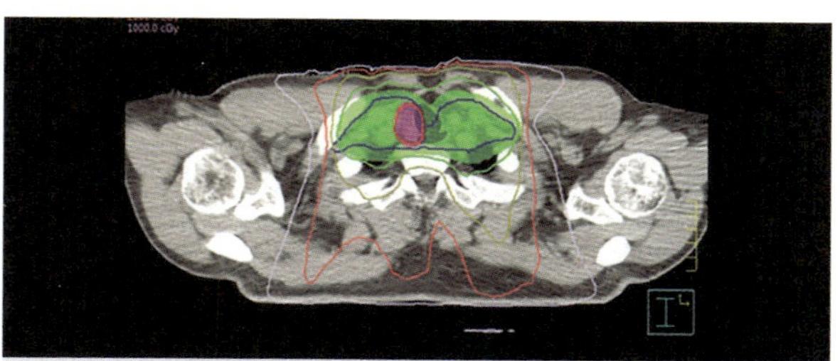

▲图 10-6　锁骨上淋巴引流区放疗剂量分布图，绿色为 PTV，紫色为 PGTV。处方剂量 95%PTV 50.4Gy/1.8Gy/28f，95% PGTV 59.92Gy/2.14Gy/28f

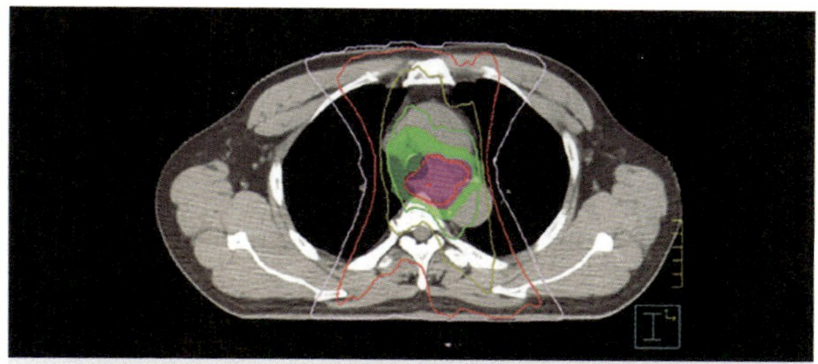

▲图 10-7　主肺动脉窗层面放疗剂量分布图，绿色为 PTV，紫色为 PGTV。处方剂量 95%PTV 50.4Gy/1.8Gy/28f，95%PGTV 59.92Gy/2.14Gy/28f

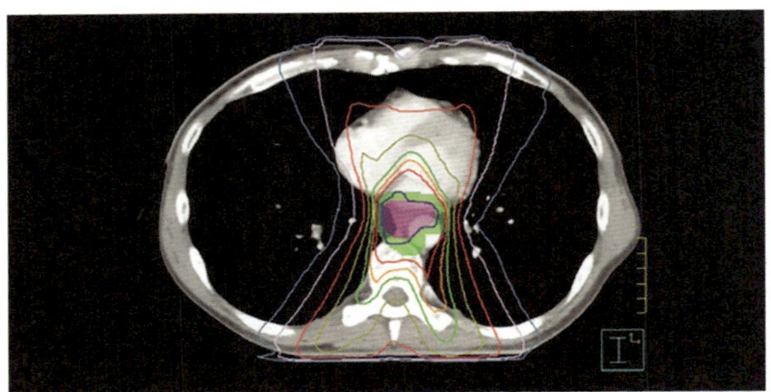

▲图 10-8　下纵隔层面放疗剂量分布图，绿色为 PTV，紫色为 PGTV。处方剂量 95%PTV 50.4Gy/1.8Gy/28f，95% PGTV 59.92Gy/2.14Gy/28f

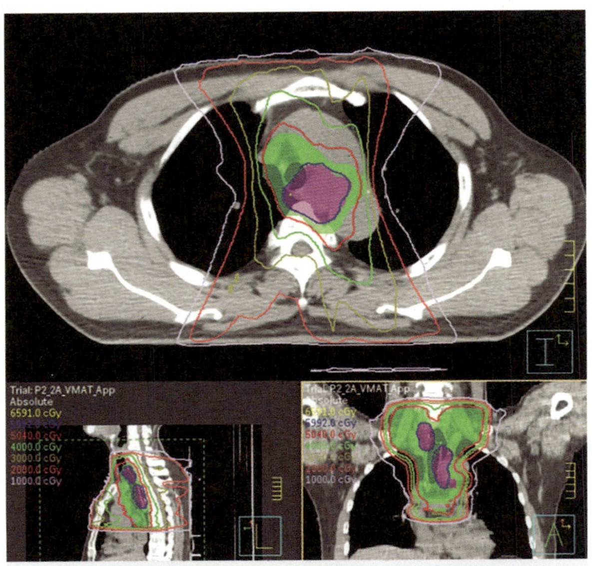

▲图 10-9　胸上段食管癌（合并颈部淋巴结转移）放疗剂量分布图，绿色为 PTV，紫色为 PGTV。处方剂量 95%PTV 50.4Gy/1.8Gy/28f，95%PGTV 59.92Gy/2.14Gy/28f

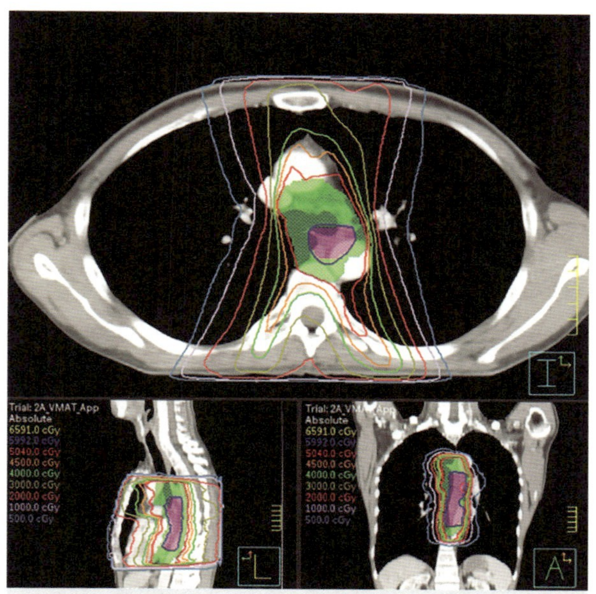

▲图 10-10　胸中段食管癌放疗剂量分布图，绿色为 PTV，紫色为 PGTV。处方剂量 95%PTV 50.4Gy/1.8Gy/28f，95%PGTV 59.92Gy/2.14Gy/28f

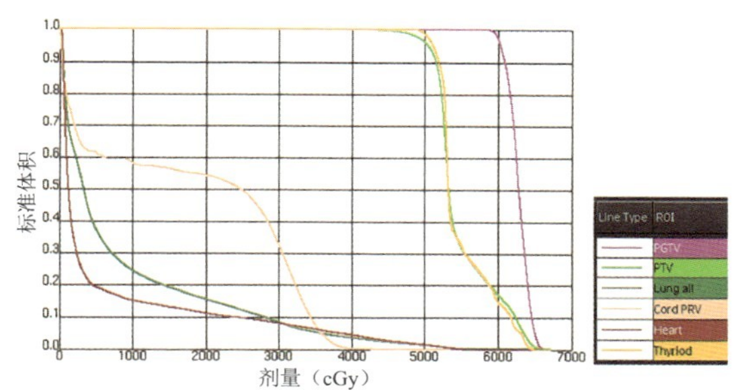

▲图 10-11　胸段食管癌剂量 – 体积直方图示例

同步化疗方案如下。

氟尿嘧啶＋顺铂：顺铂 75～100mg/m^2，第 1 天，氟尿嘧啶 750～1000mg/m^2，每天，持续静脉滴注 96h，每 4 周 1 次，放疗期间同步 2 个周期，放疗后 2 个周期。

紫杉醇＋卡铂：紫杉醇 50mg/m^2，第 1 天，卡铂 AUC=2，第 1 天，每周 1 次，共 5 周。

氟尿嘧啶＋奥沙利铂：奥沙利铂 85mg/m^2，第 1 天，亚叶酸钙 400mg/m^2，第 1 天，氟尿嘧啶 400mg/m^2，第 1 天，800mg/m^2，每天，持续静脉滴注 48h，每 2 周 1 次，放疗期间同步 3 个周期，放疗后 3 个周期。

卡培他滨＋顺铂：顺铂 30mg/m^2，第 1 天，卡培他滨 800mg/m^2，每天 2 次，第 1～5 天，每周，共 5 周。

(2) 术后放疗。

CTV：双侧锁骨上区及上纵隔区，即 104、105、106、107。如果下段食管癌且淋巴结转移≥3 枚，除上述部分，还建议包括腹部 1、2、3、7 组淋巴引流区。对于胸上段食管癌、断端 R_1/R_2 切除或者上切缘距离＜3cm 时，建议包括吻合口。如果为 $T_{3\sim4a}$ 或环周切缘 R_1/R_2，建议包括瘤床区（肿瘤下 3cm）。

(3) 重要器官勾画：包括脊髓、双肺、心脏、气管、喉、甲状腺，扫描范围内的肝脏、胃、结肠、小肠、双肾。

六、靶区处方剂量与正常组织剂量

1. 靶区处方剂量（表 10–7）

(1) 根治性放疗或术前放疗：包括根治性同步放化疗、单纯根治性放疗、新辅助同步放化疗。靶体积内的剂量均匀度为 95%～105% 的等剂量线范围内，PTV 为 93%～107%。

(2) 术后放疗：45～50.4Gy/1.8～2.0Gy。

表 10–7　靶区处方剂量

根治性同步放化疗	95%PTV 50～60Gy/5～6 周
单纯根治性放疗	60～70Gy/6～7 周
新辅助同步放化疗	40～41.4Gy/1.8～2Gy
术后放疗	45～50.4Gy/1.8～2.0Gy

2. 正常组织剂量及体积限制

具体见表 10–8。

表 10–8　正常组织剂量及体积限制

双肺	平均剂量≤10Gy，V_{20}≤28%（同步放化疗），V_{30}≤20%
脊髓	＜45Gy
心脏	V_{40}≤40%
肝脏	≤25Gy
胃	D_{max}≤45Gy，V_{40}＜40%

（王健仰）

第 11 章　胸腺瘤

一、基本特点

胸腺位于前纵隔，起源于第 3 咽囊，是识别外来抗原的 T 淋巴细胞产生和成熟的场所。胸腺瘤占所有纵隔肿瘤的 20%，占前纵隔肿瘤的 50%，1/3 的纵隔肿瘤是恶性的。胸腺瘤的发病年龄为 40—60 岁，没有明显性别差异。胸腺瘤在儿童罕见，如有发病恶性度高，预后差。

胸腺癌与胸腺瘤相比，发病率低（<1%），但侵袭性强，预后差。

胸腺瘤和胸腺癌的 WHO 病理分类是基于形态和淋巴细胞上皮比率进行分类的：① A～AB 型为良性胸腺瘤，髓样梭形细胞表现；② $B_{1\sim3}$ 型为恶性胸腺瘤，淋巴细胞、皮质、上皮样表现；③ C 型为高度恶性，胸腺癌，透明细胞 / 肉瘤样表现。

胸腺瘤和胸腺癌淋巴转移率：胸腺瘤 1%～2%，胸腺癌 30%。

二、诊断

胸腺瘤一般生长缓慢，30%～40% 病例无症状。50% 在影像检查时意外发现。有些是因为肿物压迫导致的咳嗽、气短、疼痛、喘鸣、上腔静脉梗阻综合征 SVC、高儿茶酚胺血症、肌无力等表现就诊。35%～50% 胸腺瘤患者表现肌无力症状，10%～15% 的肌无力患者合并胸腺瘤。诊断主要靠胸部 CT/MRI 等影像检查，显示为前上纵隔占位性病变，还可判断肿瘤侵犯范围及与周围正常组织结构的关系，也可发现有无胸膜、心包等转移情况。手术或穿刺活检可明确病理诊断。

三、临床分期

1. Masaoka-Koga 分期

UICC/AJCC 第 8 版的临床 TNM 分期与 Masaoka 分期（表 11-1）相比，把肿瘤的浸润深度分为纵隔脂肪（T_{1a}）、纵隔胸膜（T_{1b}）、心包（T_2）和其他邻近器官（T_3、T_4），增加了淋巴结转移状况（N_1 胸腺前 / 周围，N_2 胸内 / 颈部），区分了胸膜和心包结节（M_{1a}）和远处转移包括肺内转移（M_{1b}），但临床应用存在一定受限。

表 11-1　Masaoka-Koga 分期
Ⅰ期：肿瘤局限在胸腺内，肉眼及镜下均无包膜浸润
Ⅱ期：镜下及肉眼包膜浸润
Ⅱa 期：镜下浸润
Ⅱb 期：肉眼可见浸润周围脂肪组织，但局限于纵隔胸膜内
Ⅲ期：侵犯周围器官（心包、肺、大血管）
Ⅲa 期：不侵犯大血管
Ⅲb 期：侵犯大血管

（续 表）

Ⅳ期：肿瘤侵犯胸膜和（或）心包或淋巴 / 血行转移
Ⅳa 期：肿瘤广泛浸犯胸膜和（或）心包
Ⅳb 期：有淋巴或血行远处转移

2. WHO 胸腺肿瘤国际肿瘤学分型

具体见表 11-2。

表 11-2　WHO 胸腺肿瘤国际肿瘤学分型

A 型：梭形卵圆形肿瘤上皮细胞均匀分布，无或很少见非肿瘤性的淋巴细胞
AB 型：A 型特征的局部小灶和富含淋巴细胞的局部小灶混合
B_1 型：类似正常功能的胸腺样组织
B_2 型：在淋巴细胞背景中分布着肿瘤上皮细胞的成分
B_3 型：由圆形或多角形、中度异型性的上皮细胞组成，夹杂淋巴细胞和鳞状化生灶
C 型：胸腺癌，组织学上呈恶性表现

四、治疗原则

外科手术切除是胸腺瘤首选的治疗方法，应尽可能完整切除肿瘤。Masaoka 分期及是否完全切除是影响胸腺瘤预后的最重要因素，对于胸腺癌是否完整切除和淋巴转移状态是最重要的预后因素。对于合并肌无力症状的胸腺瘤患者，术前应该使临床症状和体征得到控制。

胸腺瘤为放射敏感的肿瘤，放疗是胸腺瘤重要的治疗手段，可用于术后辅助治疗、选择性的术前放疗、不能手术的根治性放疗和复发性肿瘤的治疗。

术后辅助放疗指征：Ⅲ～Ⅳa 期，切缘阳性或近切缘（＜1mm），胸腺癌。Ⅱ期胸腺瘤完整切除术后辅助放疗的价值存在争议，当前Ⅱ～Ⅲ期胸腺瘤术后放疗推荐：切缘阳性或近切缘（＜1mm），肿块与胸膜纤维粘连，WHO 分级 B_3 肿瘤。

化疗对于胸腺癌术前新辅助和转移性胸腺癌解救治疗有一定价值，靶向及免疫治疗等在探索中。

五、放疗

1. 模拟定位

采用仰卧，平枕，双手抱肘置于额前。利用外置三维激光进行摆位，要求人体正中矢状线与激光 Y 轴平行，患者头部及身体不产生偏侧、旋转。选择合适的头枕，采用头颈肩或者是胸部热塑膜或真空垫固定体位。定位前需要去除胸部配饰，建议增强扫描，层厚 3～5mm，有条件的选用 4D-CT 和（或）呼吸门控减少误差。强烈推荐应用 3D-CRT 及 IMRT 技术，放疗前应行图像引导。

2. 靶区的定义和勾画

术后放疗靶区范围应包括术后完整瘤床和任何受侵器官。术前 CT 有助于术后瘤床的确定。手术记录和病理报告有助于确定侵犯范围。

GTV：包括影像学上可见的残存肿瘤或瘤床。

CTV：GTV 基础上外放 1～2cm，遇肺及心脏等应适当修回。因胸腺瘤淋巴转移率低，故不需要照射淋巴引流区，胸腺癌参照非小细胞肺癌可进行累及野照射，不需要进行扩大野预防照射。

PTV：应根据治疗单位测量摆位误差决定 PTV 外放范围，经验数据胸部外放 5mm。

3. 重要器官勾画

包括双肺、心脏、食管、脊髓、冠状动脉。

六、靶区处方剂量与正常组织剂量

具体见表 11-3 和表 11-4。

表 11-3　靶区处方剂量

R_0 切除	45～54Gy
R_1 切除	55～60Gy
R_2 切除	60～70Gy

表 11-4　正常组织剂量

肺	单纯放疗 $V_{20}<40\%$，同步放化疗 $V_{20}<35\%$，$V_5<40\%$，$V_{30}<8\%$
心脏	$V_{40}<50\%$（如果同步放化疗 $V_{40}<40\%$）
脊髓	≤45Gy
食管	平均剂量<34Gy，$V_{60}<33\%$，$V_{50}<50\%$，全食管≤45Gy，最大点剂量<70Gy

七、预后

侵袭性的胸腺瘤 5 年生存率 50%，非侵袭性的 5 年生存率 70%（表 11–5）。

表 11–5　基于 Masaoka 分期的 5 年生存率

Ⅰ期	95%
Ⅱ期	90%
Ⅲ期	60%
Ⅳ期	11%～50%

八、靶区勾画示例

病例：患者女性，34 岁，AB 型胸腺瘤术后（Ⅱ期）（图 11–1）。

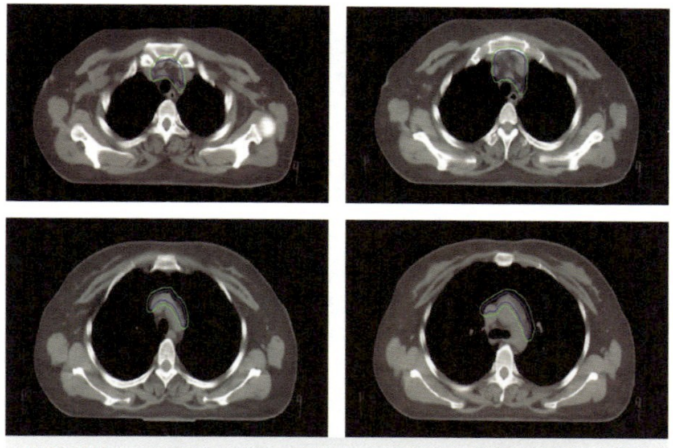

▲图 11–1　术后患者放疗计划图（纵隔窗），蓝色为 CTV，绿色为 PTV

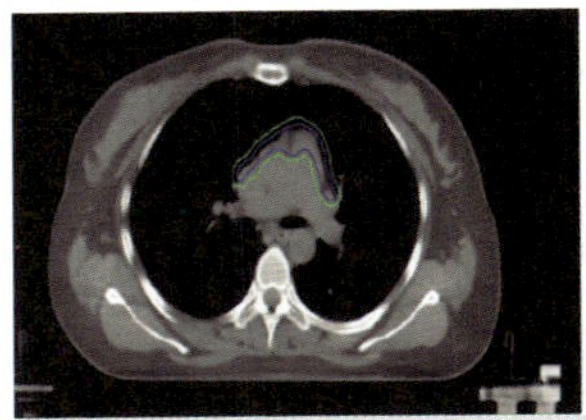
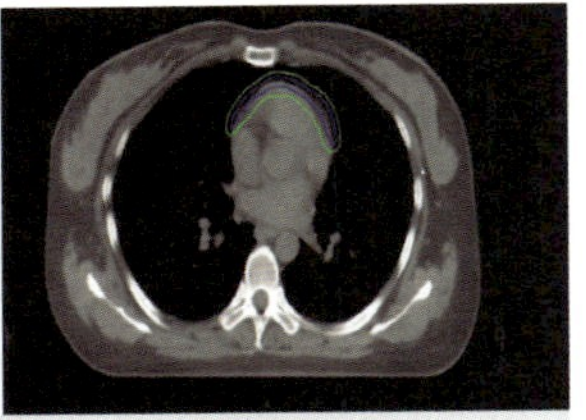

▲图 11-1（续） 术后患者放疗计划图（纵隔窗），蓝色为 CTV，绿色为 PTV

（刘朝兴　甄凯宏）

第 12 章 胃 癌

一、基本特点

胃分为贲门部、胃底、胃体及胃窦幽门部。胃癌好发于胃小弯及胃窦幽门部，近年来，贲门癌的发病率逐渐升高，胃癌发病因素与幽门螺杆菌感染、吸烟、饮食等有关。因胃癌无特异性症状，初诊患者多病情较晚，整体预后差。

二、诊断

根据病史、体格检查、实验室检查结合 X 线气钡双重造影或内镜发现占位性病变，即可临床诊断胃癌，但最终确诊胃癌还须根据活组织检查或细胞学检查结果。

三、临床 TNM 分期

UICC/AJCC 第 8 版的临床 TNM 分期见表 12-1。

表 12-1 临床 TNM 分期（UICC/AJCC 第 8 版）
T 分期
Tx：原发肿瘤无法评估
T_0：原发肿瘤无证据

（续　表）

T_1：肿瘤侵犯固有层、黏膜肌层或黏膜下层

T_{1a}：肿瘤侵犯固有层

T_{1b}：肿瘤侵犯黏膜下层

T_2：肿瘤侵犯固有肌层

T_3：肿瘤侵犯黏膜下结缔组织，但未侵犯脏腹膜或邻近结构（肿瘤穿透固有肌层，浸润胃肠或胃肝韧带、大网膜或小网膜，覆盖这些结构的脏腹膜未穿孔，应为T_3，如果脏腹膜穿孔，则为T_4。胃邻近结构包括脾脏、横结肠、肝脏、横膈、胰腺、腹壁、肾上腺、肾脏、小肠或腹膜后腔。十二指肠或食管壁内浸润不认为是邻近结构侵犯，但浸润的最大深度为分期的依据）

T_4：肿瘤侵犯浆膜（脏腹膜）或邻近结构

T_{4a}：肿瘤侵犯浆膜（脏腹膜）

T_{4b}：肿瘤侵犯邻近结构

N分期

Nx：区域淋巴结不能评估

N_0：无区域淋巴结转移

N_1：1～2 个区域淋巴结转移

N_2：3～6 个区域淋巴结转移

N_3：≥7 个区域淋巴结转移

N_{3a}：7～15 个区域淋巴结转移

N_{3b}：≥16 个区域淋巴结转移

M 分期

M_0：无远处转移

M_1：有远处转移

临床分期

Ⅰ期：$T_{1\sim2}N_0M_0$

ⅡA 期：$T_{1\sim2}N_{1\sim3}M_0$

ⅡB 期：$T_{3\sim4a}N_0M_0$

Ⅲ期：$T_{3\sim4a}N_{1\sim3}M_0$

（续　表）

ⅣA 期：$T_{4b}N_{0\sim3}M_0$

ⅣB 期：$T_{任何}N_{任何}M_1$

病理分期

ⅠA 期：$T_1N_0M_0$

ⅠB 期：$T_1N_1M_0$、$T_2N_0M_0$

ⅡA 期：$T_1N_2M_0$、$T_2N_1M_0$、$T_3N_0M_0$

ⅡB 期：$T_{4a}N_0M_0$、$T_3N_1M_0$、$T_2N_2M_0$、$T_1N_{3a}M_0$

ⅢA 期：$T_{4b}N_0M_0$、$T_{4a}N_{1\sim2}M_0$、$T_3N_2M_0$、$T_2N_{3a}M_0$

ⅢB 期：$T_{4b}N_{1\sim2}M_0$、$T_{3\sim4}N_{3a}M_0$、$T_{1\sim2}N_{3b}N_0$

ⅢC 期：$T_{4b}N_{3a}M_0$、$T_{3\sim4}N_{3b}M_0$

Ⅳ期：$T_{任何}N_{任何}M_1$

四、治疗原则

1. 可手术切除非远处转移胃癌

(1) Ⅰ期：手术。

$cT_{1a}N_0M_0$：行内镜下黏膜切除术

$cT_{1b\sim2}N_0M_0$：行胃癌根治性切除术

(2) Ⅱ/Ⅲ/ⅣA 期：围术期化疗联合新辅助同步放化疗＋胃癌 D_2 根治术。

D_1 根治术后病理 $T_{3/4}$ 和（或）淋巴结阳性：术后化疗＋辅助同步放化疗。

R_1/R_2 手术切除后或淋巴结清扫不彻底：术后化疗＋辅助同步放化疗。

2. 不可手术切除非远处转移胃癌

(1) PS=0～1 分：同步放化疗后进行 MDT 讨论，评估可否手术完全切除。

(2) PS=2 分：最佳支持治疗 / 对症处理。

3. 远处转移胃癌

(1) 一线化疗：根据 HER2 情况进行处理。

HER2 阳性：曲妥珠单抗联合奥沙利铂 / 顺铂 + 氟尿嘧啶 / 卡培他滨。

HER2 阴性：奥沙利铂 / 顺铂 + 氟尿嘧啶类，紫杉醇 / 多西紫杉醇 + 氟尿嘧啶类。

(2) 二线化疗：单药化疗（紫杉醇 / 多西他赛 / 伊立替康）。

(3) 三线治疗：阿帕替尼 / 纳武利尤单抗单药。

五、放疗

1. 模拟定位

(1) 定位前准备。

术后放疗：空腹 4h，可于定位前 30min 饮水 400～500ml（为含对比剂碘化醇 10ml 溶剂）以显影小肠；无须充盈残胃（如有残胃）。

术前放疗：推荐患者定位前于内镜下行钛夹标记肿瘤上下界。在 CT 模拟定位前空腹 4h，扫描前 30min 口服含对比剂的水 300ml 以显影小肠。为了减少胃部充盈大小造成的照射体积差异，CT 定位前及每次放疗前 15min，患者需服用 300ml 半流食（每次定量）或者空腹。

(2) 定位过程：患者仰卧位，双手抱肘上抬，置于额头；热塑体膜或者真空垫 / 发泡胶固定。膈上 10cm 左右至 L_5 下缘水平（食管胃交界癌或近端 1/3 胃癌，扫描上界需包括全肺），扫描层厚≤5mm，建议静脉增强。

2. 靶区的定义和勾画

(1) 靶区定义。

GTV：结合胃镜、超声、CT 及 MRI 确定的肿瘤原发病灶。

GTVnd：根据 CT、MRI，有条件者加 PET CT 明确的阳性淋巴结。

瘤床：根据疗前影像学检查所示、术中描述、术后病理情况，确定原发灶与周围结构、器官毗邻的区域。如术中放置标记，则须参考标记范围。

吻合口：胃癌切除后的十二指肠残端和残胃残端在不同的重建方式中，被闭合成为盲端或成为吻合口。

CTV：术前根据原发肿瘤部位及其侵犯程度、淋巴结转移情况等，CTV 包括 GTV 和 GTVnd 及区域淋巴结；术后胃癌淋巴引流区 ± 吻合口 ± 瘤床。

PTV：PTV 为 CTV 上下外放 1cm，其余方向外放 0.5～0.7cm。

(2) 靶区勾画。

胃癌术后放疗：胃癌术后放疗需常规包括淋巴引流区，对于 T_{4b} 胃癌患者，需要包括瘤床及器官受累区域；对于切缘≤3cm 或切缘阳性的胃癌患者，需要包括吻合口。胃癌术后的淋巴引流区范围需要根据原发肿瘤部位确定（表 12-2 和图 12-1）。

表 12-2　胃癌术后淋巴引流区靶区勾画

原发灶部位	需照射淋巴引流区
近 1/3 段	7、8、9、11p、$16a_2$、$16b_1$*
中 1/3 段	7、8、9、11p、12a、13、14#、$16a_2$、$16b_1$*
远 1/3 段	7、8、9、11p、12a、13、14#、$16a_2$、$16b_1$*

#. 如果 6 区淋巴结转移，则需包括 14 区

*. 如果 7～12 区淋巴结转移或者 $N_{2/3}$ 病变，则需包括至 $16b_1$ 区

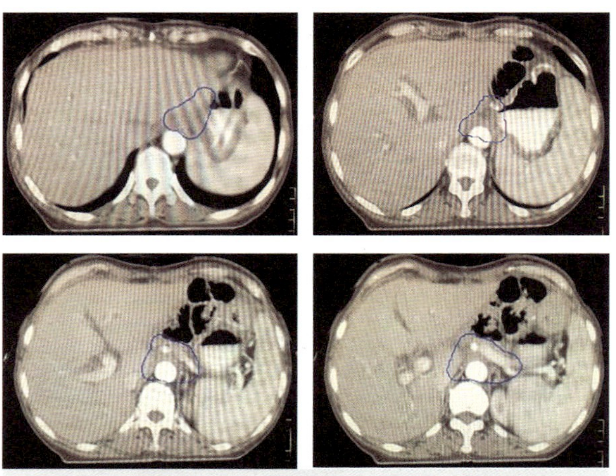

▲图 12-1　胃癌术后靶区勾画示例，胃癌根治性切除，毕Ⅱ式吻合术后，肿瘤分期ⅢA 期（$pT_{4a}N_2M_0$），蓝色为 CTV

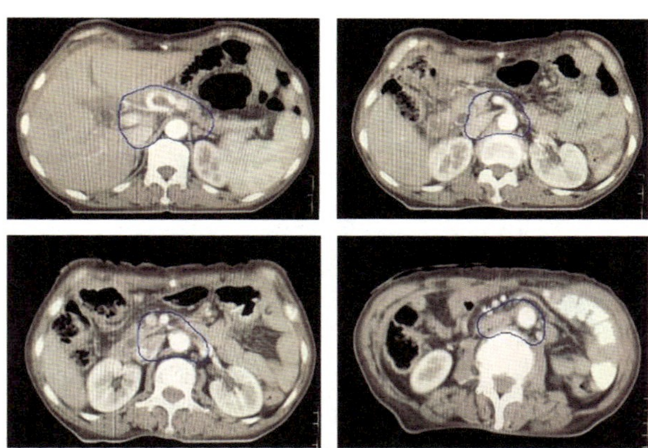

▲图 12-1（续）　胃癌术后靶区勾画示例，胃癌根治性切除，毕Ⅱ式吻合术后，肿瘤分期ⅢA 期（$pT_{4a}N_2M_0$），蓝色为 CTV

胃癌术前放疗：根据内镜及腹部 CT 勾画 GTV、GTVnd，CTV 需要包括 GTV、GTVnd 及高危淋巴结引流区。淋巴引流区的范围取决于原发肿瘤部位（表 12-3 和图 12-2）。

表 12-3　胃癌术前淋巴引流区靶区勾画

肿瘤位置	淋巴结引流区照射范围
SiewertⅡ型 GEJ	7、9、11p、19、20、110～112
SiewertⅢ型 GEJ	7、9、10、11p、11b、19、20、110、111
近 1/3 段	7、9、10、11p、11b、19
中 1/3 段	7、8a、8p、9、10、11p、11b、18、19
远 1/3 段	7、8a、8p、9、10、11p、12、13、17、18

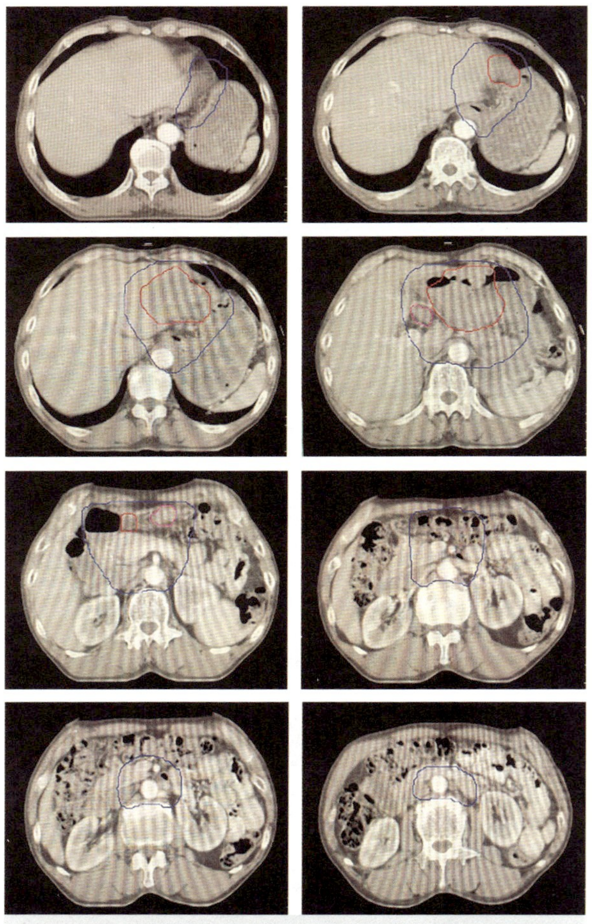

▲图 12-2 胃癌术前靶区勾画示例，胃体小弯至胃窦癌，肿瘤诊断分期为Ⅲ期（$cT_{4a}N_2M_0$），红色为 GTV，紫色为 GTVnd，蓝色线为 CTV

(3) 重要器官勾画：包括脊髓、残胃（术后）、肺、肾脏、心脏、小肠、肝脏、食管。

六、靶区处方剂量与正常组织剂量

具体见表 12-4 和表 12-5。

表 12-4　靶区处方剂量

术后放疗处方剂量	PTV 45～50Gy/1.8～2.0Gy/f
术后病理 R_1 切除	PTV 40～45Gy/1.8～2.0Gy/20～25f
病理阳性区域	PTV 50～56Gy/2.0～2.24Gy/25f
序贯加量	6～10Gy/1.8～2.0Gy/3～5f
术前放疗	PTV 45～50.4Gy/1.8Gy/f

表 12-5　正常组织剂量

脊髓	最大剂量≤45Gy
残胃	（术后）V_{45}＜50%，最大剂量＜54Gy
小肠	V_{50}＜5%，最大剂量＜54Gy
双肾	平均剂量≤15～18Gy，V_{20}≤50%
结肠	V_{50}＜10%，最高剂量＜55Gy
双肺	平均剂量≤15～20Gy，V_{20}≤35%，V_5≤65%
心脏	V_{40}≤30%，V_{30}≤50%
肝	平均剂量≤28～30Gy，V_{30}＜60%，V_{35}＜50%
食管	平均剂量＜34Gy，V_{50}≤40%，V_{35}≤50%

（李　宁）

第 13 章　肝　癌

一、基本特点

原发性肝癌是在肝细胞或肝内胆管上皮细胞发生的恶性肿瘤，其发病率和死亡率分别占据全球恶性肿瘤的第 6 位和第 3 位。我国是肝癌发病率最高的国家，占每年全球新发和死亡病例的 50% 以上。原发性肝癌主要包括肝细胞癌（HCC）、肝内胆管癌（ICC）和 HCC-ICC 混合型三种病理类型，三者在发病机制、生物学行为、组织学形态、治疗方法、预后等方面差异显著，其中肝细胞癌占到 85% 以上。

二、诊断

肝癌的早期诊断是肝癌临床诊疗的关键。患者的肝病背景应予充分重视，我国的肝癌患者中，95% 有乙肝病毒（HBV）感染背景，10% 有丙肝病毒（HCV）感染背景。依据病史和临床表现，通过体格检查，腹部超声及造影、腹部平扫 + 增强 CT、腹部平扫 + 增强 MRI、肝动脉造影、全身骨扫描、PET/CT 等影像学检查，以及病理诊断、甲胎蛋白（AFP）等血清肿瘤标志物为诊断分期提供依据。

三、临床 TNM 分期

1. 肝细胞癌临床 TNM 分期

适用于肝细胞癌、纤维板层肝细胞癌（不包括肝内胆管细胞癌、混合肝细胞－肝内胆管细胞癌、肉瘤）（表 13–1）。

表 13–1　肝细胞癌临床 TNM 分期（UICC/AJCC 第 8 版）

T 分期

Tx：原发肿瘤无法评估

T_0：无原发肿瘤证据

T_{1a}：孤立的肿瘤最大径≤2cm

T_{1b}：孤立的肿瘤最大径＞2cm，无血管侵犯

T_2：孤立的肿瘤最大径＞2cm，有血管侵犯；或者多发的肿瘤，无一最大径＞5cm

T_3：多发的肿瘤，至少有一个最大径＞5cm

T_4：任意大小的单发或多发肿瘤，累及门静脉的主要分支或者肝静脉；肿瘤直接侵犯除胆囊外的邻近器官，或穿透腹膜

N 分期

Nx：区域淋巴结不能评价

N_0：无区域淋巴结转移

N_1：区域淋巴结转移

M 分期

M_0：无远处转移

M_1：有远处转移

（续 表）

临床分期
ⅠA 期：$T_{1a}N_0M_0$
ⅠB 期：$T_{1b}N_0M_0$
Ⅱ期：$T_2N_0M_0$
ⅢA 期：$T_3N_0M_0$
ⅢB 期：$T_4N_0M_0$
ⅣA 期：$T_{任何}N_1M_0$
ⅣB 期：$T_{任何}N_{任何}M_1$

2. 肝内胆管细胞癌临床 TNM 分期

适用于肝内胆管细胞癌、混合肝细胞－肝内胆管细胞癌、肝原发神经内分泌肿瘤（不包括肝细胞癌、肝门部胆管细胞癌、肉瘤、胆囊癌）（表 13–2）。

表 13–2　肝内胆管细胞癌临床 TNM 分期（UICC/AJCC 第 8 版）

T 分期
Tx：原发肿瘤无法评估
T_0：无原发肿瘤证据
Tis：原位癌
T_{1a}：孤立的肿瘤最大径≤5cm，无血管侵犯
T_{1b}：孤立的肿瘤最大径＞5cm，无血管侵犯
T_2：孤立的肿瘤，有血管侵犯；或者多发的肿瘤，有 / 无血管侵犯
T_3：肿瘤穿透脏腹膜
T_4：直接侵犯局部肝外结构

（续　表）

N 分期

Nx：区域淋巴结不能评价

N_0：无区域淋巴结转移

N_1：区域淋巴结转移

M 分期

M：无远处转移

M_1：有远处转移

临床分期

0 期：$TisN_0M_0$

Ⅰ A 期：$T_{1a}N_0M_0$

Ⅰ B 期：$T_{1b}N_0M_0$

Ⅱ 期：$T_2N_0M_0$

ⅢA 期：$T_3N_0M_0$

ⅢB 期：$T_4N_0M_0$、$T_{任何}N_1M_0$

Ⅳ 期：$T_{任何}N_{任何}M_1$

四、治疗原则

外科根治切除目前仍然是主要的根治治疗手段，然而外照射放疗、局部消融治疗、肝动脉介入治疗、抗血管靶向治疗联合免疫检查点抑制药等治疗手段也可以有效控制病灶。作为一种局部治疗方法，外照射治疗对不同分期的肝癌都安全有效。因此，多学科规范化的综合治疗可以给患者带来最大程度的获益。

1. 肝细胞癌放疗原则

(1) 小肝癌不适合或不愿手术切除者：立体定

向放疗与射频消融一样，是有效的治疗手段。

(2) 不能手术的大肝癌：放疗联合 TACE 可以提高局控，延长患者生存期。

(3) 不能手术的肝细胞癌伴有门静脉 / 下腔静脉癌栓者：应该给予外放疗癌栓位于门静脉分支，原发肝内肿瘤可切除，可以考虑新辅助放疗后，再行手术切除。

(4) 肝细胞癌窄切缘（＜1cm）：需要术后辅助放疗。

(5) 肝癌患者肝移植前局部立体定向放疗能够有效控制肿瘤，降低部分患者在等待肝源过程中出现肿瘤进展的风险。

(6) 晚期肝癌淋巴结转移，肺、骨、脑等远处器官转移，放疗有良好的姑息减症作用。

(7) 肝功能为 Child-Pugh C：肝内病灶放疗的相对禁忌。

2. 肝内胆管细胞癌放疗原则

(1) 早期肝内胆管细胞癌不适合或不愿外科手术切除者：立体定向放疗是有效治疗手段。

(2) 不能手术切除的肝内胆管细胞癌：可以接受外放疗或放化疗结合的综合治疗。

(3) R_0 切除的肝内胆管细胞癌：不必术后辅助放化疗。

(4) R_1 或 R_2 切除者：术后放化疗可以延长患者生存期。

五、放疗

1. 模拟定位

采用仰卧位，利用外置三维激光进行摆位，要求人体正中矢状线与激光 Y 轴平行，患者头部及身体不产生偏侧、旋转。选择合适的头枕，使用体部热塑膜、真空垫或发泡胶固定。采用放疗专用 CT 模拟定位机扫描定位，扫描层厚常用 3～5mm，小病灶的立体定向放疗可采用 1mm 层厚。有条件的单位建议采用 4D-CT 模拟定位或压腹装置压腹，尽可能减少呼吸运动对治疗的影响。

2. 靶区的定义和勾画

临床上利用 CT 断层图像对靶区和危险器官进行勾画，MRI 与 PET 图像作为靶区勾画的参考或与 CT 图像进行融合。

GTV 为肿瘤靶区，勾画肝内 GTV 需要动脉相及静脉相相互参考。如 CT 扫描肿瘤显示不佳，还需要参考治疗前的动态 MRI 图像。TACE 后的碘油沉积也可作为确定肝内 GTV 范围的参考。肝细胞癌的 CTV 为影像学可见的病灶 GTV 外扩 2～5mm（图 13-1），胆管细胞癌的 CTV 为 GTV 外扩 5～8mm（图 13-2）。SBRT 治疗者，其 CTV=GTV，不需要外扩边界。CTV 通常不包括淋巴引流区。如已出现淋巴结转移，则必须包括其下一站的淋巴引流区作

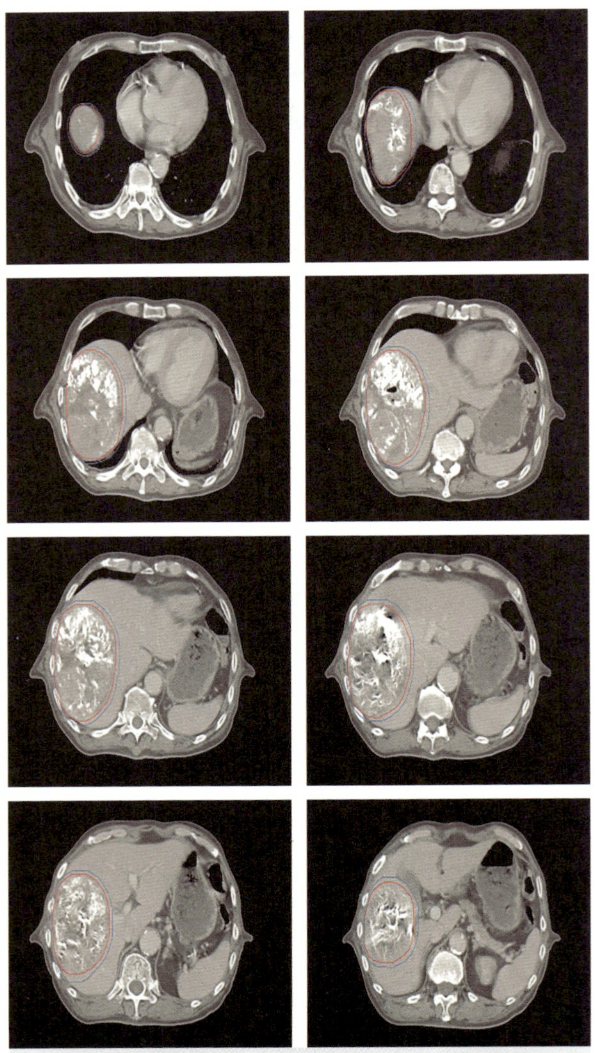

▲图 13-1　肝细胞癌靶区勾画示例，红色为 GTV，蓝色为 CTV

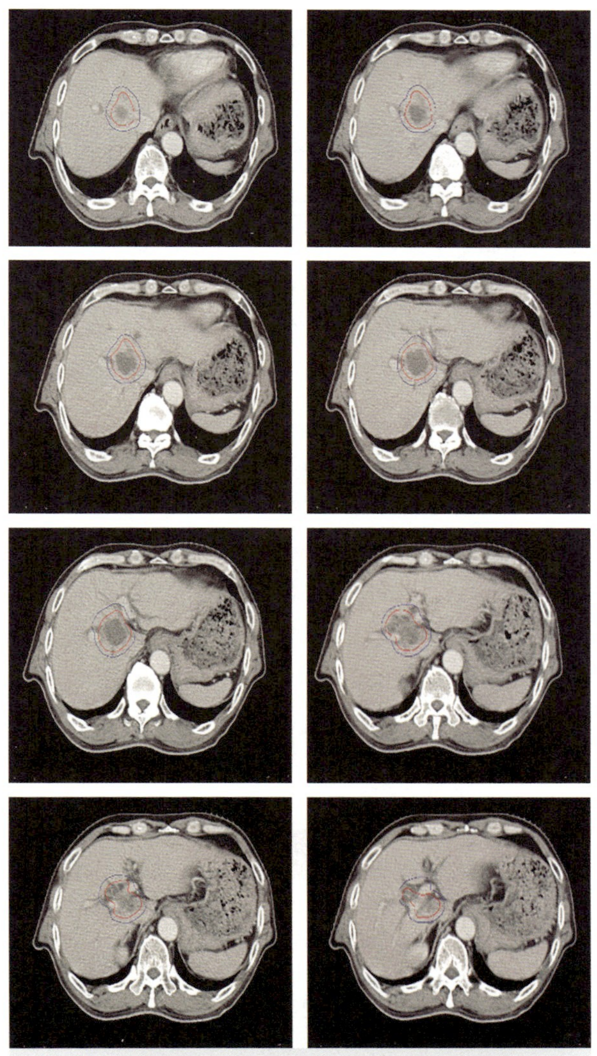

▲图 13-2　胆管细胞癌靶区勾画示例，红色为 GTV，蓝色为 CTV

为 CTV。ITV 与 PTV 应结合每个患者呼吸移动度、各中心摆位误差及随机误差确定。

六、靶区处方剂量与正常组织剂量

1. 靶区处方剂量

肝癌立体定向放疗剂量与分割模式多种多样，一般多为 24～60Gy/3～10f。其等效生物剂量（BED）一般需要＞80Gy，或可达到 100Gy 左右。非 SBRT 的中等剂量大分割和常规分割放疗的靶区剂量主要受患者的全身状况、肿瘤大小、形状、位置、数目、肝脏和周围胃肠道等危及器官的耐受量等因素的影响。更高的照射剂量会有更高的生存率。根据不同情况，照射的总剂量多在 40～70Gy。此外，无论肝细胞癌或肝内胆管细胞癌，如有必要行淋巴引流区预防照射，则照射剂量一般为 45～50Gy。

2. 正常组织剂量

(1) 常规分割放疗：具体见表 13-3。

表 13-3　正常组织剂量及体积限制（常规分割放疗）

肝	肝功能为 Child-Pugh A 者，正常肝平均剂量≤28～30Gy，V_{30}<60%，V_{35}<50%；肝功能为 Child-Pugh B 者，肝脏对射线耐受量下降，正常肝平均剂量一般可小于 18Gy

（续 表）

脊髓	最大剂量≤45Gy
小肠	V_{50}<5%，最大剂量<54Gy
胃	V_{45}<50%，最大剂量<54Gy
双肾	平均剂量≤15～18Gy，V_{20}≤50%
结肠	V_{50}<10%，最高剂量<55Gy
双肺	平均剂量≤15～20Gy，V_{20}≤35%，V_5≤65%
心脏	V_{40}≤30%，V_{30}≤50%
食管	平均剂量<34Gy，V_{50}≤40%，V_{35}≤50%

(2) 立体定向放疗：正常肝体积至少需要700ml，其受照射剂量<15Gy。

其他危及器官的限量多参考国际原子能机构或 RTOG 的相关推荐。

七、肝癌放疗的常见不良反应

1. 放射性肝病

放射性肝病（RILD）是肝脏放疗的剂量限制性并发症，尤其是肝癌伴肝硬化患者。放射性肝病诊断标准仍然采用 1992 年 Lawrence 的定义，分典型性和非典型性两种类型。

(1) 典型 RILD：碱性磷酸酶（AKP）升高>2倍，无黄疸，排除肿瘤进展导致腹水、肝大。

(2) 非典型 RILD：转氨酶超过正常最高值或

治疗前水平的5倍。一旦发生RILD，死亡率极高。因此，先前存在肝病的肝癌患者选择放疗时必须谨慎。

2. 胃肠道反应

急性胃肠道反应多见，经对症处理及放疗结束后多能缓解，一般不影响治疗。对于肿瘤位于肝门部，尤其是接受SBRT的患者，一定要注意限制胃及十二指肠的剂量，以免出现梗阻、出血、穿孔等严重不良反应。中国肝细胞癌患者常伴有乙肝肝硬化和脾功能亢进，导致胃肠道静脉扩张和凝血功能较差，胃肠道的放射耐受剂量低于RTOG的推荐剂量。

（陈一兴　俞　伟）

第 14 章　胰腺癌

一、基本特点

胰腺癌恶性程度高，被称为“癌中之王”，进展迅速，预后差。由于胰腺癌发病隐匿，诊断时 80% 以上的患者处于晚期。胰腺癌的病因尚不十分清楚，其发生可能与吸烟、饮酒、高脂肪和高蛋白饮食、环境污染、遗传因素有关。

二、诊断

通常所说的胰腺癌是指导管腺癌，根据临床表现、影像学及血液肿瘤指标等特征，需要鉴别的疾病主要分为胰腺良性疾病、少见恶性肿瘤、来源于胰腺邻近器官的恶性肿瘤。病理活检是胰腺癌诊断的金标准，在体表超声或超声内镜的引导下，或在 CT 引导下对胰腺病变部位行穿刺活检，取得的标本做组织病理学或细胞学检查。

三、临床 TNM 分期

UICC/AJCC 第 8 版的临床 TNM 分期见表 14–1。

表 14-1　临床 TNM 分期（UICC/AJCC 第 8 版）

T 分期

Tx：原发肿瘤无法评价

T_0：无原发肿瘤证据

Tis：原位癌［包括高级别胰腺上皮内瘤变（PanIN-3）导管内乳头状黏液性肿瘤伴高度异型增生、导管内管状乳头状肿瘤伴高度异型增生和胰腺黏液性囊性肿瘤伴高度异型增生］

T_1：肿瘤最大径≤2cm

T_{1a}：肿瘤最大径≤0.5cm

T_{1b}：0.5cm＜肿瘤最大径＜1cm

T_{1c}：1cm≤肿瘤最大径≤2cm

T_2：2cm＜肿瘤最大径≤4cm

T_3：肿瘤最大径＞4cm

T_4：肿瘤不论大小，侵犯腹腔干、肠系膜上动脉和（或）肝总动脉

N 分期

Nx：区域淋巴结无法评估

N_0：无区域淋巴结转移

N_1：1～3 个区域淋巴结转移

N_2：≥4 个区域淋巴结转移

M 分期

M_0：无远处转移

M_1：有远处转移

临床分期

0 期：$TisN_0M_0$

ⅠA 期：$T_1N_0M_0$

ⅠB 期：$T_2N_0M_0$

ⅡA 期：$T_3N_0M_0$

（续　表）

ⅡB 期：$T_{1\sim3}N_1M_0$
Ⅲ期：$T_{任何}N_2M_0$、$T_4N_{任何}M_0$
Ⅳ期：$T_{任何}N_{任何}M_1$

肿瘤可切除的判定标准见表 14-2。

表 14-2　肿瘤可切除的判定标准

可切除状态	动　脉	静　脉
可切除胰腺癌	肿瘤未侵犯腹腔干动脉、肠系膜上动脉和肝总动脉	肿瘤未侵犯肠系膜上静脉和门静脉，或侵犯但没有超过 180°，静脉轮廓规则
临界可切除胰腺癌	胰头和胰颈部肿瘤：肿瘤侵犯肝总动脉，但未累及腹腔干或左右肝动脉起始部，可以被完全切除并重建；肿瘤侵犯肠系膜上动脉，但没有超过 180°；若存在变异的动脉解剖（如副肝右动脉、替代肝右动脉、替代肝总动脉，以及替代或副动脉的起源动脉），应注意明确是否有肿瘤侵犯及侵犯程度，可能影响手术决策	胰头和胰颈部肿瘤：肿瘤侵犯肠系膜上静脉或门静脉超过 180°；或侵犯虽未超过 180°，但存在静脉轮廓不规则；或存在静脉血栓，切除后可进行安全的静脉重建；肿瘤触及下腔静脉

（续　表）

可切除状态		动　脉	静　脉
		胰体 / 尾部肿瘤：肿瘤侵犯腹腔干未超过 180°；肿瘤侵犯腹腔干超过 180°，但未侵犯腹主动脉，胃十二指肠动脉完整不受侵犯	胰体 / 尾部肿瘤：肿瘤侵犯脾静脉、门静脉汇入处，或侵犯门静脉左侧没有超过 180°，但存在静脉轮廓不规则；有合适的近端或远端血管可用来进行安全的和完整的切除和静脉重建；肿瘤触及下腔静脉
不可切除胰腺癌	局部进展期	胰头和胰颈部肿瘤：肿瘤侵犯肠系膜上动脉超过 180°；肿瘤侵犯腹腔干超过 180°；肿瘤侵犯肠系膜上动脉第一空肠支	胰头和胰颈部肿瘤：肿瘤侵犯或栓塞（瘤栓或血栓）导致肠系膜上静脉或门静脉不可切除重建；肿瘤侵犯大部分肠系膜上静脉的近侧端空肠引流支
		胰体 / 尾部肿瘤：肿瘤侵犯肠系膜上动脉或腹腔干超过 180°；肿瘤侵犯腹腔干和腹主动脉	胰体 / 尾部肿瘤：肿瘤侵犯或栓塞（可能是瘤栓或血栓）导致肠系膜上静脉或门静脉不可切除重建
	合并远处转移	远处转移（包括非区域淋巴结转移）	远处转移（包括非区域淋巴结转移）

四、治疗原则

1. 可手术切除胰腺癌：手术切除 + 化疗；因医学原因不能耐受手术或拒绝接受手术的患者，推荐接受消融剂量放疗联合化疗。

2. 临界可切除胰腺癌：新辅助放化疗 + 手术，手术切除 + 化疗，消融剂量放疗联合化疗。

3. 局部晚期胰腺癌：同步放化疗，推荐接受消融剂量放疗联合化疗。

4. 转移性胰腺癌：在接受全身化疗的基础上，行原发病灶和（或）转移病灶放疗，起减症作用；如为寡转移，可行全部可见病灶消融放疗联合化疗。

5. 复发性胰腺癌：术后或射频治疗等其他局部治疗后复发，可行同步放化疗，推荐放疗采用消融剂量。

6. 术后辅助放疗：术后切缘阳性患者行术后放化疗。

五、放疗

1. 模拟定位

在定位前 15min 口服 5% 碘对比剂 250～300ml。患者取仰卧位，用体位固定床和真空负压袋或热塑体网固定体位，双手上举紧握定位棒或抱于头上。行腹部 CT 增强扫描，层厚 5mm，扫描范围自膈顶上 2cm 至髂脊水平，包括肿瘤范围、淋巴引流区和正常组织器官（全肝、双侧肾脏及胃和部分肠道）。

2. 靶区的定义和勾画

GTV 的勾画基于定位扫描图像上呈现的肿瘤区域，根据 CT 图像或根据术中放置的金属标志结合其他影像勾画 GTV（包括原发肿瘤和转移的淋巴结，CTV 则为 GTV 外放 5mm。肿瘤直径大于 3cm 可定义内部增量靶区（IGTV），IGTV 直接内缩 0.3～0.5cm，或根据 PET/CT 中高 SUV 值区域勾画。目前对于 ITV 或 PTV 的勾画，每个中心应基于自身的经验、设备特点及实际操作过程中，对误差的评估、肿瘤的位移和形变进行设置。有建议在 CTV 上外扩较小的边界，形成 PTV，建议均匀外扩 2～5mm。此外，当胰腺肿瘤紧贴胃、十二指肠、空肠等危及器官，如间距小于 5mm 时，则在 GTV 边界外扩的范围必须慎重，以避免出现严重的胃肠道不良反应。

3. 靶区剂量

剂量模式根据治疗目的、设备技术、肿瘤与胃肠道的距离来决定，常规放疗总量 45～54Gy，每次剂量为 1.8～2.0Gy。然而生物有效剂量(BED）越高，局控率越高，推荐保证胃肠剂量不明显增加的前提下，尽量给予消融剂量（BED≥100Gy）。根据不同放疗设备采用以下剂量模式：

(1) 伽马刀剂量模式：50% 等剂量线作为

处方剂量，治疗计划要求以 50% 等剂量线覆盖 100%PTV，60% 剂量线覆盖 90% 以上 CTV，70% 剂量线覆盖 80% 以上 GTV。位于胰头部位病变，每次 3～4Gy，治疗 10～17 次；胰腺体尾部病变，每次 4～5Gy，每周 5 次，治疗 10～13 次。PTV 边缘总剂量 40～51Gy，GTV 边缘剂量 60～70Gy。

(2) 调强放疗剂量模式：调强放疗技术推荐采用断层或旋转施照方式设备，应用靶区内同步加量方式，PTV 50Gy，CTV 60Gy，GTV 70Gy，IGTV 75～80Gy，每周 5 次，治疗 15～20 次。

(3) 射波刀剂量模式：对于临界可切除胰腺癌，一些中心推荐 SBRT 的总剂量为 30～36Gy，每次为 6.0～6.6Gy，可以给予侵犯血管的肿瘤层面同步加量照射，局部加量至 40Gy；对于局部晚期胰腺癌，SBRT 推荐剂量为 33～40Gy，甚至更高，5 次完成。

4. 危及器官剂量标准

具体见表 14-3 至表 14-5。

表 14-3 英国 SBRT 正常组织的专家共识（5 次分割）

危及器官	剂量体积参数
胃	$D_{0.5ml}$<33Gy（最优），$D_{0.5ml}$<35Gy（强制），D_{5ml}<25Gy（最优），D_{10ml}<25Gy（强制），D_{50ml}<12Gy（最优）

（续　表）

危及器官	剂量体积参数
十二指肠	$D_{0.5ml}$＜35Gy（强制），D_{1ml}＜33Gy（最优），D_{5ml}＜25Gy（最优），D_{9ml}＜15Gy（最优），D_{10ml}＜25Gy（强制）
小肠	$D_{0.5ml}$＜30Gy（最优）、$D_{0.5ml}$＜35Gy（强制），D_{5ml}＜25Gy（最优），D_{10ml}＜25Gy（强制）
肝脏	超过 10Gy 受照剂量的体积小于总体积 70%，D_{mean}＜13Gy（最优）、D_{mean}＜15.2Gy（强制）

表 14-4　TG-101 报告（5 次分割）

危及器官	剂量体积参数
脊髓	D_{max}＜30Gy，$D_{0.35ml}$＜23Gy，$D_{1.2ml}$＜14.5Gy
胃	D_{max}＜32Gy，D_{10ml}＜18Gy
十二指肠	D_{max}＜32Gy，D_{5ml}＜18Gy，D_{10ml}＜12.5Gy
空 / 回肠	D_{max}＜35Gy，D_{5ml}＜19.5Gy
肝脏	小于 21Gy 受照剂量的体积大于 700ml

表 14-5　调强放疗剂量模式（15～20 次分割）

危及器官	剂量体积参数
十二指肠	50Gy≤1ml，45Gy≤3ml，40Gy≤5ml
胃、小肠、结肠	55Gy≤1ml，50Gy≤3ml，45Gy≤5ml

六、靶区勾画示例

病例 1：$cT_3N_1M_0$，IGTV 75Gy/GTV 70Gy/CTV 60Gy /PTV 50Gy/15f（图 14-1）。

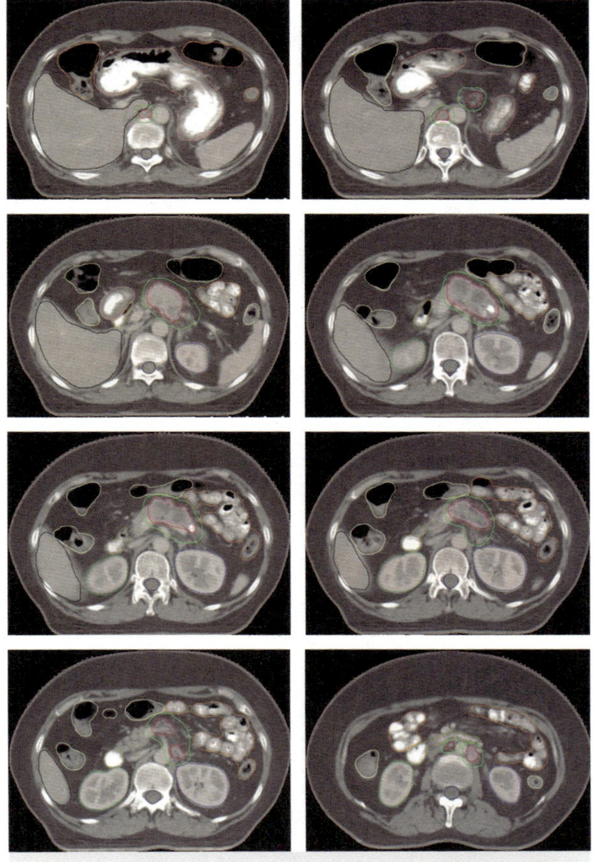

▲图 14-1　病例靶区勾画，红色为 GTV，绿色为 CTV，粉色为 IGTV

病例 2： 术后复发，胰腺残端病灶，IGTV 75Gy/GTV 70Gy/CTV 60Gy/PTV 50Gy/15f（图 14-2）。

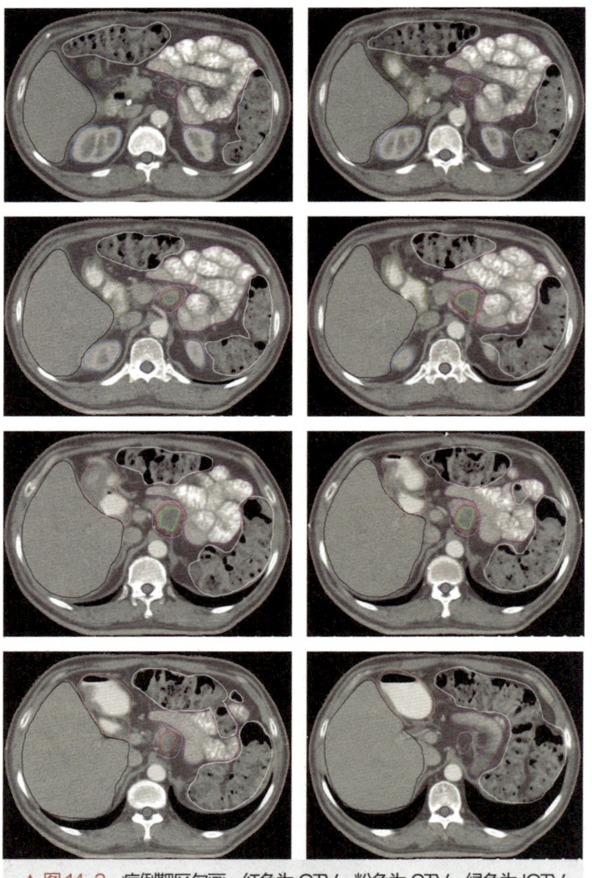

▲图 14-2　病例靶区勾画，红色为 GTV，粉色为 CTV，绿色为 IGTV

（任　刚）

第 15 章　直肠癌

一、基本特点

直肠癌通常指发生于直肠的腺癌，好发于 40 岁以上人群。大部分直肠癌是散发病例，但也可能源于某些遗传病，约占 5%。直肠癌患者大致 5 年总生存率Ⅰ期占 85%～90% 以上，Ⅱ～Ⅲ期占 25%～75%，Ⅳ期占 20%～35%。直肠腺癌的最佳治疗方法取决于综合因素，推荐行治疗前分期和高危因素分层。

二、诊断

早期直肠癌患者可无特异性症状，典型症状包括排便习惯改变、直肠出血、直肠疼痛等，肛门指诊常可发现直肠下段癌。肠镜是重要的筛查手段，也是确诊直肠癌和评估疗效的主要工具。盆腔高分辨率 MRI 评估直肠癌原发灶浸润深度、CRM 状态和 EMVI 状态是预测局部复发、远处转移风险的因素，也是确定综合治疗方案的关键性指标。

三、临床分期

1. TNM 分期

UICC/AJCC 第 8 版的临床 TNM 分期见表 15–1。

表 15-1　临床 TNM 分期（UICC/AJCC 第 8 版）

T 分期

Tx：原发肿瘤不能评估

T_0：没有原发肿瘤存在的证据

Tis：原位癌，黏膜内癌（包括局限于固有层而没有浸透黏膜肌层的）

T_1：肿瘤侵犯黏膜下层（浸透黏膜肌层但未进入固有肌层）

T_2：肿瘤侵犯固有肌层

T_3：肿瘤侵透固有肌层到达结直肠旁组织

T_4：肿瘤穿透脏腹膜或直接侵犯邻近器官或组织

T_{4a}：肿瘤穿透脏腹膜（包括肿瘤肠穿孔和持续的肿瘤浸润通过炎症区域到达脏腹膜表面）

T_{4b}：肿瘤直接侵犯或粘连于邻近器官或结构

N 分期

Nx：淋巴结转移无法评估

N_0：无区域淋巴结转移

N_1：1～3 个区域淋巴结转移（淋巴结内的肿瘤≥0.2mm）或任何数量的肿瘤种植且所有淋巴结都是阴性

N_{1a}：1 个区域淋巴结转移

N_{1b}：2～3 个区域淋巴结转移

N_{1c}：无区域淋巴结转移，但有肿瘤种植。浆膜下、肠系膜、无腹膜覆盖结肠 / 直肠周围组织内有肿瘤种植（TD），无区域淋巴结转移

N_2：4 个及以上的区域淋巴结转移

N_{2a}：4～6 个区域淋巴结转移

N_{2b}：7 个及以上的区域淋巴结转移

M 分期

M_0：无远处转移

M_{1a}：转移至单个部位或器官，无腹膜转移

M_{1b}：转移至 2 个或以上部位或器官，无腹膜转移

M_{1c}：腹膜转移或腹膜转移伴其他部位或器官转移

（续　表）

临床分期
0 期：$TisN_0M_0$
Ⅰ期：$T_{1\sim2}N_0M_0$
ⅡA 期：$T_3N_0M_0$
ⅡB 期：$T_{4a}N_0M_0$
ⅡC 期：$T_{4b}N_0M_0$
ⅢA 期：$T_{1\sim2}N_{1/1c}M_0$、$T_1N_{2a}M_0$
ⅢB 期：$T_{3\sim4a}N_{1/1c}M_0$、$T_{2\sim3}N_{2a}M_0$、$T_{1\sim2}N_{2b}M_0$
ⅢC 期：$T_{4a}N_{2a}M_0$、$T_{3\sim4a}N_{2b}M_0$、$T_{4b}N_{1\sim2}M_0$
ⅣA 期：$T_{任何}N_{任何}M_{1a}$
ⅣB 期：$T_{任何}N_{任何}M_{1b}$
ⅣC 期：$T_{任何}N_{任何}M_{1c}$

cTNM 是临床分期，pTNM 是病理分期；前缀 y 用于接受新辅助（术前）治疗后的肿瘤分期（如 ypTNM），病理学完全缓解的患者分期为 $ypT_0N_0cM_0$，可能类似于 0 期或 1 期。前缀 r 用于经治疗获得一段无瘤间期后复发的患者（rTNM）

2. T_3 亚分期

治疗前的高分辨率盆腔 MRI 对直肠癌的局部分期有重要作用，有学者主张对临床 T_3 进一步亚分期，以指导临床决策（表 15-2）。

表 15-2　MRI 指导下的 T_3 亚分期

	超出固有肌层的浸润深度（mm）
T_{3a}	<1

（续　表）

	超出固有肌层的浸润深度（mm）
T_{3b}	1～5
T_{3c}	6～15
T_{3d}	＞15

引自 Zinicola R，Pedrazzi G，Haboubi N，et al.Colorectal Dis，2017，19（1）：8-15.

四、治疗原则

1. 对于早期直肠癌患者（$T_{1\sim2}N_0M_0$），根治性手术是标准治疗。但接受局部切除者，进一步的治疗取决于术后病理结果：合并有良好预后因素（高中分化、无淋巴血管浸润或无神经周围浸润、无黏蛋白产生、切缘阴性）的 pT_1 期浸润性肿瘤，局部治疗后内镜监测是足够的；对于有预后不良因素的 pT_1 期病变，甚至是 pT_2 期病变，根治性手术是标准方法。

2. 新辅助放疗的适应证主要针对Ⅱ/Ⅲ期中低位直肠癌。长程同步放化疗结束推荐间隔 5～12 周接受根治性手术，短程放疗联合即刻根治性手术（放疗完成后 1 周内手术）推荐用于可手术切除的 T_3 期直肠癌。而短程放疗 / 同步放化疗联合新辅助化疗模式，则推荐用于含有高危复发因素的Ⅱ/Ⅲ期直肠癌。辅助放疗主要推荐用于未行新辅助放疗，术后病理分期为Ⅱ/Ⅲ期、高危复发的直肠癌患者。

3. 具有同时性转移灶的患者，治疗必须个体化，需确认转移灶是否潜在可切除，以及原发肿瘤是否有症状。目前关于最佳治疗方法尚未达成共识，但全身化疗是Ⅳ期患者的基础治疗，可使生存期出现明显的改善。

4. 低位直肠癌有强烈保肛意愿的患者，可建议先放化疗。如果肿瘤对放化疗敏感，达到临床完全缓解，可考虑等待观察的治疗策略。对于直肠病灶局部复发且切除困难，在之前未接受放疗的前提下，可考虑局部放疗使之转化为可切除病灶再行手术切除。

五、放疗

三维适形放疗（3D-CRT）已经成为直肠癌治疗的标准技术，而调强放疗（IMRT）、旋转调强放疗（VMAT）、螺旋断层放疗（TOMO）等更好的技术可进一步将治疗相关并发症发生率降至最低。

1. 定位

定位前 1 小时排空膀胱，饮入 1000ml 饮用水并憋尿，以充盈膀胱。定位前尽量排空直肠，建议患者俯卧于有孔腹盆定位架（图 15-1），使小肠远离靶区（图 15-2）。对于年老体弱或者不能维持俯卧位者，或者无有孔腹盆定位装置者，可以采用仰卧位。建议体膜固定。对于直肠癌术前放疗或行 Dixon 术后放疗者，建议肛门缘放置铅点以标记；对于直肠癌行 Miles 术后放疗者，用细铅丝标记会阴部瘢痕。

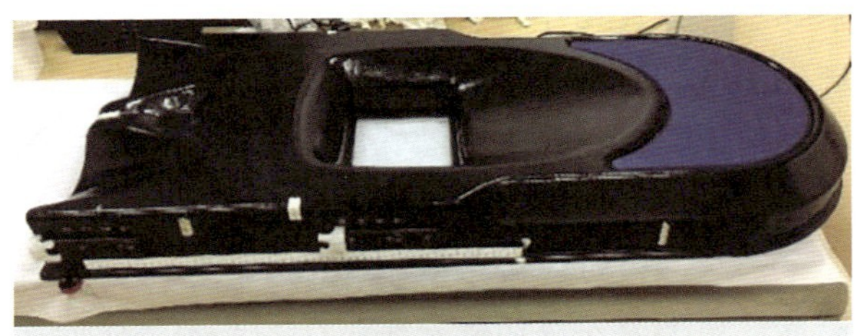

▲图 15-1　有孔腹盆定位架

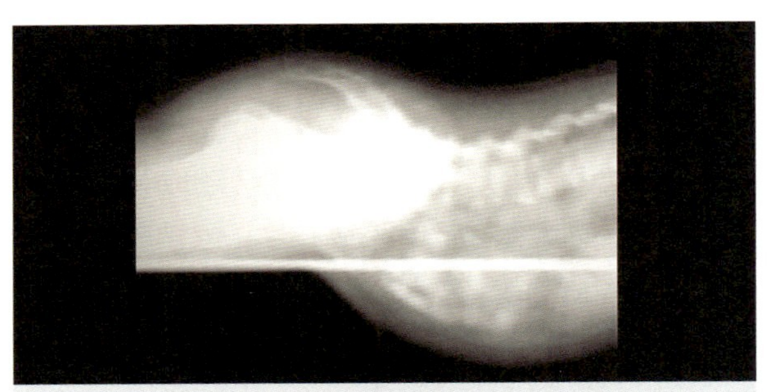

▲图 15-2　使小肠远离靶区

CT 模拟定位扫描的范围：上界自膈顶水平，下界至股骨上中 1/3 段；层厚 5mm 扫描，建议患者在不过敏的前提下行静脉造影，以清楚显示肿瘤和血管。有条件同时行 MRI 定位，将定位 MRI

与定位 CT 图像融合，参照 MRI 表现在 CT 图像上勾画靶区，进行剂量计算。定位 MRI 序列应该包含小野高分辨率 T_2WI 成像等。

2. 靶区及危及器官定义

(1) 术前放疗靶区定义。

GTV：包含肠镜和直肠 MRI/ 盆腔 CT 显示的直肠肿瘤、肠壁 EMVI（壁外受侵血管）。

GTVnd：包含直肠 MRI/ 盆腔 CT 显示的直肠系膜区、骶前区、髂总、髂内、闭孔、髂外转移淋巴结和癌结节。

CTVp：特指原发灶的 CTV，包括原发灶头足方向外扩 2cm 的范围。

CTVp 的特殊情况包括：①对 T_{4b} 侵犯前列腺 / 精囊腺者，CTV 亦要包括受侵前列腺 / 精囊腺外扩 1～2cm 范围；②对 T_{4b} 侵犯子宫 / 阴道 / 膀胱者，CTV 要包括受侵子宫 / 阴道 / 膀胱并外扩 1～2cm 范围，同时要考虑上述器官动度和形变，给予适当外扩形成 ITV；③对 T_{4b} 合并直肠膀胱瘘 / 直肠阴道瘘者、穿透肛门外括约肌侵犯到坐骨直肠窝者，CTV 要包括整个膀胱 / 阴道 / 同侧坐骨直肠窝。

CTV：特指高危淋巴结引流区及高危复发区。CTV 的亚分区包括骶前区，骶骨前方区域；直肠系膜区，由全部直肠系膜区、直肠系膜筋膜组成；髂内淋巴引流区；闭孔淋巴引流区；髂外淋巴引流区；腹股沟淋巴引流区；坐骨直肠窝；肛门括约肌复合体。考虑放疗期间膀胱充盈程度的差异，建议 CTV 在膀胱方向外放 1～1.5cm。

PTV：CTVp 和 CTV 左右、腹背方向外扩 0.7～1.0cm，头脚方向外扩 1cm，不包括皮肤，建议三维外扩。

(2) 术后放疗靶区定义。

CTV：包括瘤床、吻合口（Dixon 术）、会阴瘢痕（Miles 术）、术后高危淋巴结引流区及高危复发区。

术后高危淋巴结引流区及高危复发区：参照术前放疗该区域的定义。

PTV：CTV 左右、腹背方向外扩 0.7～1.0cm，头脚方向外扩 1cm，建议三维外扩。

危及器官定义见表 15-3。

表 15-3　危及器官定义

	勾画推荐
小肠	为与结肠区别，可口服对比剂进行区分（推荐扫描前 60min 喝含口服对比剂的饮用水 1000ml）。勾画对比剂显示环形的小肠部分，至 PTV 上 1cm，在 CTV 里面的小肠也应该勾画
结肠	勾画乙状结肠以上的结肠，至 PTV 上 1cm，通常直肠 / 直乙交界的 CT 轴位为圆形或椭圆形，乙状结肠 / 结肠为非圆形或非椭圆形，肠管内含气。在 CTV 里面的结肠也应该勾画，但直肠和大部分直乙交界肠道不应视为危及器官

（续　表）

膀胱	需要勾画从底部至顶部的全部膀胱
股骨头	需要勾画双侧股骨头和近端股骨，在骨窗条件下勾画股骨头、股骨颈、大转子、小转子，最低至坐骨结节下缘
外阴	从耻骨联合上缘往下勾画 男性：阴茎、阴囊、耻骨联合前的皮肤和脂肪 女性：阴蒂、大小阴唇、耻骨联合前的皮肤和脂肪

3.CTV 勾画原则

具体见表 15-4 和表 15-5。

表 15-4　术前放疗勾画建议（根据直肠癌 T/N 分期和位置）

	PS	M	LLNP	LLNA	EI	SC	IRF	IN
cT_3N_0，高位	+	+	+					
cT_3N_0，中低位 *	+	+	+			+（肛管受侵）	***	
任何 T，直肠系膜 / 骶前淋巴结转移	+	+	+	+		+（肛管受侵）	***	****
任何 T，髂内淋巴结转移	+	+	+	+		+（肛管受侵）	***	****

（续　表）

	PS	M	LLNP	LLNA	EI	SC	IRF	IN
任何T，闭孔淋巴结转移	+	+	+	+	+	+（肛管受侵）	***	****
cT_4，前盆腔器官受侵 **	+	+	+	+	+	+（肛管受侵）	***	

PS. 盆腔骶前区；M. 直肠系膜区；LLNP. 髂内淋巴引流区；LLNA. 闭孔淋巴引流区；EI. 髂外淋巴引流区；SC. 肛门括约肌复合体；IRF. 坐骨直肠窝；IN. 腹股沟淋巴引流区

*. 保证影像诊断准确的前提下，MRF（−），N_0，CTV 上界为直肠上动脉分叉为更细血管处或 $S_{1\sim2}$ 间隙水平

**. 直肠前位器官明确受侵的 T_{4b} 者需预防照射髂外淋巴引流区，仅肛提肌受侵或 T_{4a} 者不包括

***. 肿瘤明确侵犯坐骨直肠窝 / 肛门外括约肌 / 肛提肌者需要照射坐骨直肠窝，CTV 包括受侵部分坐骨直肠窝（GTV 外扩 1cm），未受累对侧坐骨直肠窝可不包括

****. 肿瘤侵犯肛管 / 肛提肌 / 坐骨直肠窝 / 精囊腺 / 前列腺 / 膀胱 / 子宫，不常规预防照射腹股沟淋巴引流区。肛门周围皮肤或下 1/3 阴道受侵，直肠癌局部分期晚合并多发淋巴结转移等高危因素，可考虑预防性照射腹股沟淋巴引流区

表 15-5　术后放疗勾画建议（根据不同术式）

	Dixon 术后	Miles 术后
吻合口 / 会阴瘢痕	+（吻合口）	+（会阴瘢痕）
瘤床	+	+

（续　表）

	Dixon 术后	Miles 术后
骶前区 + 直肠系膜区 + 髂内淋巴引流区 *	+	+
闭孔淋巴引流区	+	+
髂外淋巴引流区	–	–
腹股沟淋巴引流区	–	–
坐骨直肠窝	+	+
肛门括约肌复合体	（肿瘤中心距肛门缘 6cm 以内）	已切除

*. 直肠癌术后病理诊断为中低位 pT_3N_0 者，CTV 上界可下降至 $S_{1\sim2}$ 间隙水平

4. 靶区剂量和危及器官限量

(1) 术前 / 术后放疗。

95%PTV 接受的最低剂量为 DT 45～50Gy/25 次 /5 周，或 DT 50.4Gy/28f/5.5 周。或者，全盆腔照射 DT 45Gy 后，缩野至直肠系膜区（或瘤床，或将上界缩到 S_3 水平），补量至 DT 50～50.4Gy。

术前短程放疗剂量为 95%PTV 接受的最低剂量为 DT 25Gy/5 次 /1 周。

(2) 长程放疗推荐同步化疗。

方案一：氟尿嘧啶持续静脉滴注，225mg/（m^2・24h），5 天或 7 天 / 周，放疗日或放疗第 1

天至最后 1 天。

方案二: 卡培他滨 825mg/m²,2 次 / 天,5 天 / 周,放疗日。

方案三： 氟尿嘧啶 400mg/m²，静脉推注 + 四氢叶酸钙 20mg/m²，静脉推注，放疗第 1 天和第 5 周的 1～4 天。

危及器官剂量限制见表 15-6。

表 15-6 危及器官剂量限制（参考 RTOG 0822 和 RTOG 勾画指南 2009 版）

小肠	小肠是直肠癌照射剂量的限制因素 >35Gy 的小肠体积≤180ml >40Gy 的小肠体积≤100ml >45Gy 的小肠体积≤65ml D_{max}<50Gy
结肠	同小肠
膀胱	50% 膀胱体积的照射剂量<50Gy
股骨头	照射>50Gy 的股骨头体积<5%
外阴	照射>40Gy 的外阴体积<5% 照射>30Gy 的外阴体积<35% 照射>20Gy 的外阴体积<50%

5. 靶区勾画示例

具体见图 15-3 至图 15-5。

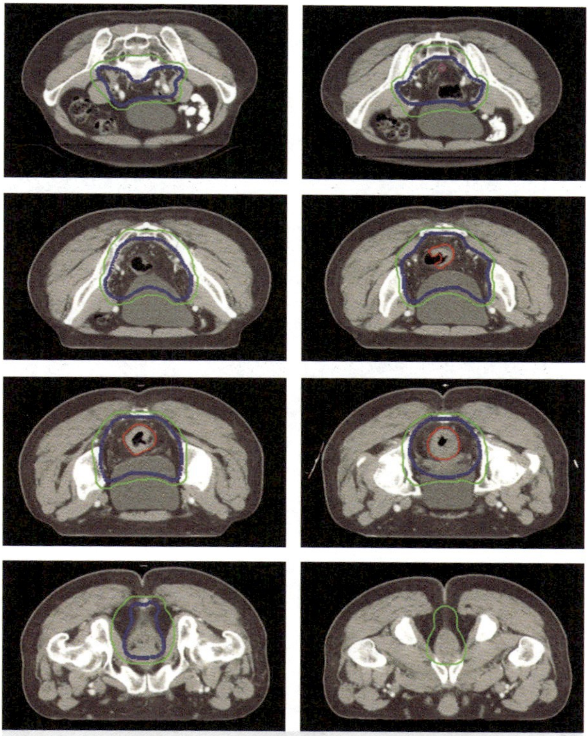

▲图 15-3　直肠下段癌术前放疗靶区示例，红色为 GTV，蓝色为 CTV，绿色为 PTV

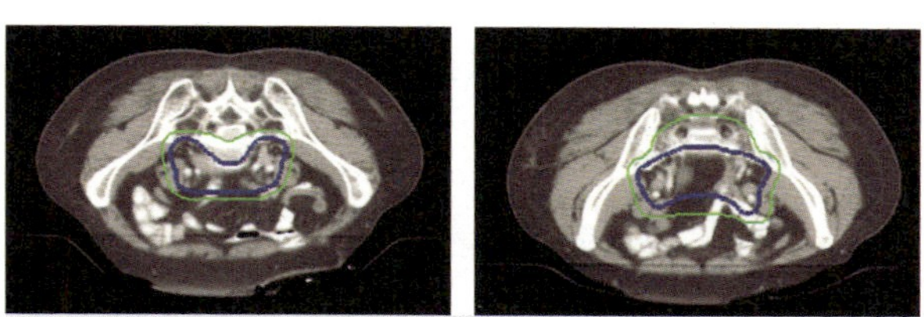

▲图 15-4　直肠中段癌 Dixon 术后放疗靶区示例，红色为 GTV，蓝色为 CTV，绿色为 PTV

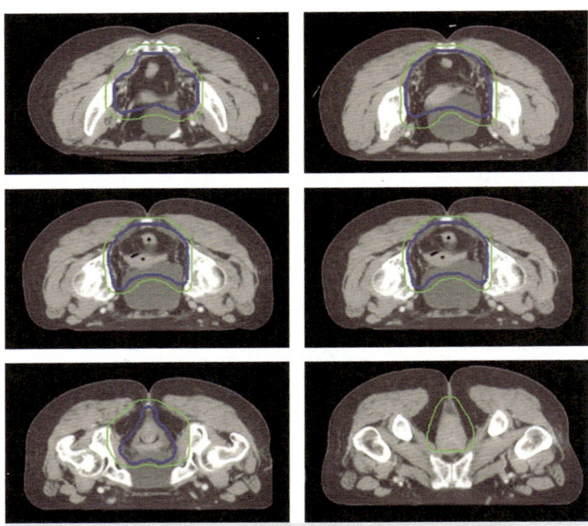

▲图 15-4（续） 直肠中段癌 Dixon 术后放疗靶区示例，红色为 GTV，蓝色为 CTV，绿色为 PTV

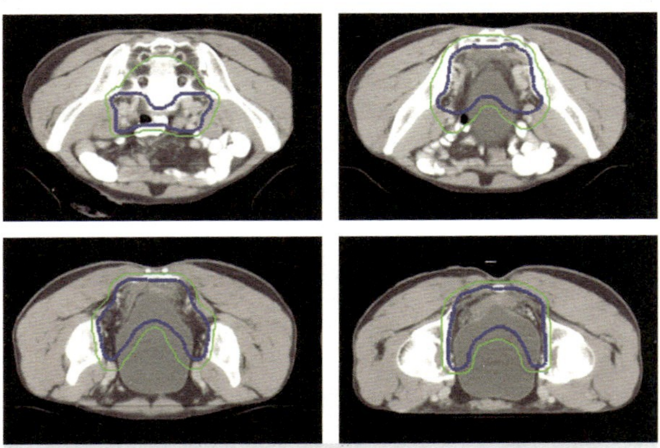

▲图 15-5 直肠下段癌 APR 术后放疗靶区示例，红色为 GTV，蓝色为 CTV，绿色为 PTV

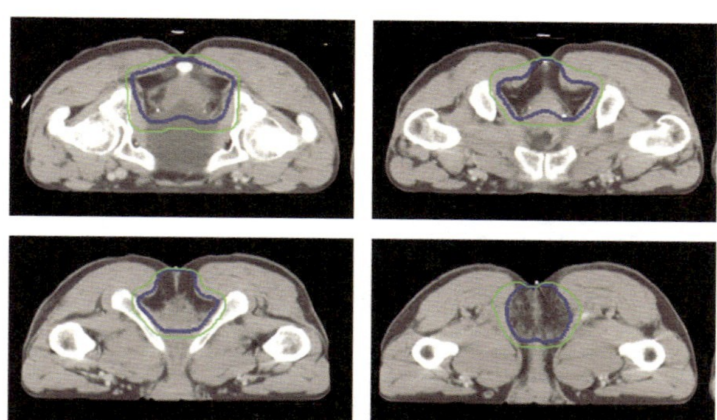

▲图 15-5（续） 直肠下段癌 APR 术后放疗靶区示例，红色为 GTV，蓝色为 CTV，绿色为 PTV

（唐　源）

第 16 章　前列腺癌

一、基本特点

前列腺癌好发于前列腺外周带，是男性泌尿生殖系统最常见的恶性肿瘤。在美国男性中，其发病率位居首位，近年来我国发病率逐年攀升，位于男性肿瘤的第 6 位。其致病因素尚不明确，PSA 筛查的普及及生活方式的西化可能是其发病率增长的主要原因，年龄、种族及遗传性为其危险因素。

二、诊断

1. 临床诊断

患者临床出现症状（如尿流缓慢、尿频、尿急、尿流中断、排尿不净和排尿困难等），并符合下列之一者，临床上应高度怀疑前列腺癌：① PSA＞10ng/ml，直肠指检可触及前列腺结节；② TRUS、盆腔 CR、MRI 检查发现前列腺占位或 PET/CT 表现为高摄取。临床怀疑前列腺癌者需进一步经病理学检查确诊。

2. 病理诊断

前列腺癌的诊断金标准为前列腺活检组织的组织病理。根据腺体分化好至分化差，分为 5 个等级（1～5 级）。Gleason 评分由活检组织主要成

分的级别 + 次要成分的级别组成，如＞50% 的前列腺癌组织评分 4 分，5%～50% 前列腺癌组织评分 3 分，总分 4+3=7 分。Gleason 评分是与预后相关的主要指标之一。

三、分期

UICC/AJCC 第 8 版的临床 TNM 分期见表 16-1 和表 16-2。

表 16-1 临床 TNM 分期（UICC/AJCC 第 8 版）

T 分期

临床 T 分期

- Tx：原发肿瘤无法评估
- T_0：无原发肿瘤证据
- T_1：临床上不可触及的、不明显的肿瘤
- T_{1a}：组织学上在≤5% 的切除组织中偶然发现肿瘤
- T_{1b}：组织学上在＞5% 的切除组织中偶然发现肿瘤
- T_{1c}：单侧或双侧穿刺活检偶然发现肿瘤，但不可触及
- T_2：肿瘤可触及，局限于前列腺内
- T_{2a}：肿瘤侵犯≤1/2 的一侧前列腺
- T_{2b}：肿瘤侵犯＞1/2 的一侧前列腺
- T_{2c}：肿瘤侵犯双侧前列腺
- T_3：肿瘤浸润出前列腺但未固定至邻近结构或未侵犯邻近结构
- T_{3a}：前列腺外浸润（单侧或双侧）
- T_{3b}：肿瘤侵犯精囊
- T_4：肿瘤固定至或侵犯精囊以外的邻近结构[如外括约肌、直肠、膀胱、肛提肌和（或）盆壁]

病理 T 分期

- T_2：局限于前列腺内
- T_3：侵犯至前列腺外

（续　表）

T_{3a}：前列腺外浸润（单侧或双侧）或显微镜下见到膀胱颈受侵犯

T_{3b}：肿瘤侵犯精囊

T_4：肿瘤固定至或侵犯精囊以外的邻近结构[如外括约肌、直肠、膀胱、肛提肌和（或）盆壁]

N 分期

N_X：区域淋巴结无法评估

N_0：无区域淋巴结转移

N_1：有区域淋巴结转移

M 分期

M_0：无远处转移

M_1：有远处转移

M_{1a}：非区域淋巴结转移

M_{1b}：骨转移

M_{1c}：其他部位转移，伴或不伴骨转移

临床分期

Ⅰ期：$cT_{1a\sim c}N_0M_0$、$cT_{2a}N_0M_0$、$pT_2N_0M_0$（PSA＜10ng/ml，1 级）

ⅡA 期：$cT_{1a\sim c}N_0M_0$、$cT_{2a}N_0M_0$、$pT_2N_0M_0$（10ng/ml≤PSA＜20ng/ml，1 级）；$cT_{2b\sim c}N_0M_0$（PSA＜20ng/ml，1 级）

ⅡB 期：$T_{1\sim 2}N_0M_0$（PSA＜20ng/ml，2 级）

ⅡC 期：$T_{1\sim 2}N_0M_0$（PSA＜20ng/ml，3～4 级）

ⅢA 期：$T_{1\sim 2}N_0M_0$（PSA≥20ng/ml，1～4 级）

ⅢB 期：$T_{3\sim 4}N_0M_0$（任何 PSA，1～4 级）

ⅢC 期：$T_{任何}N_0M_0$（任何 PSA，5 级）

ⅣA 期：$T_{任何}N_1M_0$（任何 PSA，任何分级）

ⅣB 期：$T_{任何}N_{任何}M_1$（任何 PSA，任何分级）

病理 T 分期中没有 T_1，手术切缘阳性应用“R_1”标注，表示有镜下残留病灶；当存在一个部位以上的转移时，采用最晚的分期，M_{1c} 是最晚的分期

表 16-2　AJCC/UICC 第 8 版前列腺癌分期和预后分组系统（组织病理学类型）

分　级	Gleason 评分	Gleason 模式
1	≤6	≤3+3
2	7	3+4
3	7	4+3
4	8	4+4，3+5，5+3
5	9 或 10	4+5，5+4，5+5

这种分类适用于腺癌和鳞状细胞癌，但不适用于前列腺肉瘤或移行细胞癌（尿路上皮癌）；用于描述前列腺腺癌的组织学变异的形容词包括黏液性、印戒细胞性、导管性和神经内分泌性（包括小细胞癌）；应该对疾病进行组织学确诊

四、治疗原则

前列腺癌的治疗原则主要根据临床分期、PSA、Gleason 分级和年龄进行预后分组治疗（表 16-3）。治疗方式主要包括根治性前列腺切除术、放疗和内分泌治疗，部分患者选择主动监测。

表 16-3　前列腺癌的预后分组和治疗原则

临床分期	复发风险或转移	分组依据	治疗建议
局限期前列腺癌	极低危	Gleason 评分≤6，PSA＜10ng/ml，前列腺穿刺阳性＜3 针，每针肿瘤成分≤50%，PSA 密度＜0.15ng/（ml·g），T_1	预期寿命＜20 年：主动监测 预期寿命≥20 年：主动监测，近距离放疗或外照射治疗，根治性手术

（续　表）

临床分期	复发风险或转移	分组依据	治疗建议
	低危	Gleason 评分 2～6分，PSA＜10ng/ml，$T_{1\sim2a}$	预期寿命＜10 年：主动监测 预期寿命≥10 年：主动监测，近距离放疗或外照射治疗，根治性手术
	中危	Gleason 评分 7 分，PSA 10～20ng/ml，$T_{2b\sim2c}$	预期寿命＜10 年：主动监测或外照射治疗，并新辅助及辅助内分泌治疗 4～6 个月 预期寿命≥10 年：根治性手术，近距离放疗综合外照射治疗或外照射治疗，并新辅助及辅助内分泌治疗 4～6 个月
	高危 极高危（$T_{3b\sim4}$）	Gleason 评分 8～10 分，PSA＞20ng/ml，$T_{3\sim4}$	外照射治疗，并新辅助及辅助内分泌治疗 2～3 年，部分合适病例可选择根治性手术
转移性前列腺癌	盆腔淋巴结转移	盆腔淋巴结转移 / N_1	外照射治疗，新辅助及辅助内分泌治疗 2～3 年
	远处转移	远处转移	内分泌治疗为主，辅以局部外照射姑息减症治疗，寡转移病例可根治性放疗

五、放疗

1. 根治性放疗

适应证包括局限于盆腔（临床 $T_{1\sim4}N_{0\sim1}M_0$）的前列腺癌，无严重并发症、可耐受放疗。对于相同复发风险的前列腺癌，根治性放疗与内分泌治疗的结合可取得与根治性手术相当的疗效。

(1) 模拟定位：采用仰卧或俯卧位，因前列腺癌多为老年患者，常用仰卧位。CT 定位前 1 小时排空直肠膀胱，口服饮用水 500～1000ml（可含肠道对比剂），待膀胱充盈后开始定位，体膜或真空垫固定，CT 预扫前列腺部位了解直肠膀胱状态并确定定位中心，静脉注射对比剂增强扫描（如果需要做盆腔淋巴引流区放疗，建议增强扫描，若只做前列腺精囊腺部位放疗可不增强），扫描范围自 L_4 椎体上缘至坐骨结节下 3cm，层厚 3mm；如果有条件，建议同样原则下行前列腺精囊腺部位 MRI 定位，进行 CT 和 MRI 图像融合配准后勾画靶区及危及器官。

(2) 靶区的定义和勾画原则。

GTV：通过临床检查、CT 或其他影像学检查发现的大体肿瘤。伴有盆腔明确淋巴结转移的病例，可以勾画 GTVnd，以便给予局部淋巴结补量。

CTV：GTV 加上可能受侵的亚临床病灶。前列腺癌常为多灶性，多侵犯两叶，因此 CTV 应包括整个前列腺及其包膜。局限中高危前列腺癌，

CTV 需包括部分精囊腺。

低危或中危局限期前列腺癌的 CTV 不需要包括盆腔淋巴引流区，对于高危的患者，根据前列腺癌复发风险高低、预期寿命、盆腔淋巴结转移概率等综合确定盆腔是否预防照射。盆腔淋巴引流区主要包括髂外淋巴结、髂内淋巴结、闭孔淋巴结、部分髂总淋巴结及 $S_{1\sim3}$ 骶前淋巴结。

勾画基本原则如下：CTV 包括动静脉及其径向 7mm 距离；不包括小肠、膀胱、骨、肌肉等；勾画从 L_5/S_1 到耻骨上缘水平；包含 $S_{1\sim3}$ 骶前淋巴结，即骶前淋巴结勾画至梨状肌出现层面；髂外淋巴结勾画至股骨头上缘层面，即腹股沟韧带处；闭孔淋巴结勾画至耻骨联合上缘层面（表 16-4）。

PTV：建议没有图像引导时 PTV 需在 CTV 基础上外放 7～10mm，由于前列腺后方为直肠，为减少直肠照射剂量，PTV 在后方仅外放 5mm。如果盆腔预防照射，PTV 建议在 CTV 基础上均匀外扩 7～10mm。如果每次使用图像引导，外放边界可缩小至 5mm，直肠方向 3mm。

表 16-4　局限期前列腺癌基于风险程度分组的放疗建议

风险分组	靶区建议	放疗剂量及内分泌建议	长期无生化失败生存率（6 年）
极低 / 低危	前列腺	3D-CRT/IMRT=76Gy	90.3%

（续 表）

风险分组	靶区建议	放疗剂量及内分泌建议	长期无生化失败生存率（6 年）
中危	前列腺 + 1.5～2.0cm SV	3D-CRT/IMRT=76～80Gy + 新辅助及辅助内分泌治疗 4～6 个月	82.6%
极高 / 高危 /N_1	前列腺 + 2～2.5cm SV+ 淋巴引流区（LNM ＞15%）	3D-CRT/IMRT≥ 80～80^+Gy+ 新辅助及辅助内分泌治疗 2～3 年	67.4%

SV. 精囊腺

(3) 重要器官勾画：勾画邻近正常组织结构，包括直肠、膀胱、股骨头、邻近 CTV 的小肠、结肠、盆骨（骶髂骨）等重要器官或结构，直肠从坐骨结节水平勾画至 S_3 水平（直肠离开骶前处），膀胱勾画全膀胱，股骨头勾画包括股骨头和股骨颈结构，小肠和结肠勾画范围包括 PTV 相应层面及 PTV 以上 3 层所有的小肠及结肠体积（包括肠壁和内容物），骶髂骨勾画自 L_5 椎体以下的骶骨和全部的髂骨。

(4) 靶区剂量：三维适形放疗或调强适形放疗根治性治疗前列腺癌，可以提高肿瘤照射剂量至 76～80Gy，采用常规分割，单次剂量 1.8～2.0Gy，每周 5 次。如进行全盆腔预防照射，剂量为

45～50Gy/5 周，然后缩野照射前列腺精囊腺，补量 26～30Gy。如果盆腔存在影像或穿刺病理证实的淋巴结转移，盆腔预防照射后可予局部残存淋巴结补量 16～20Gy，给予靶区处方剂量同时需保证正常器官安全。

前列腺癌较低的 α/β 值（1～4）决定了前列腺癌适合采用短疗程大分割方案放疗，多项随机对照研究证实了其有效性和安全性。目前 NCCN、EAU、AUA 前列腺癌临床治疗指南均认为，在局限期前列腺癌的放疗中，中等剂量的大分割影像引导调强放疗（2.4～4Gy/ 次，4～6 周完成）具有与常规分割方案调强适形放疗相同的疗效和毒性，因此可作为常规分割方案的替代治疗；超大剂量的大分割影像引导调强放疗或立体定向放疗（≥6.5Gy/ 次）是近些年来新兴的前列腺癌短疗程大分割放疗方案，单中心的研究和汇总的结果报道表明，其具有与过去常规分割放疗方案相似的疗效和毒性，建议在具备技术条件和临床经验的单位审慎开展。

2. 术后放疗

包括术后辅助放疗和术后挽救放疗。术后辅助放疗定义为在前列腺癌根治术后 1 年内、手术相关不良反应改善或稳定后，对具有复发高危因素的患者，进行预防复发为目的的放疗。适应证包括切缘阳性，包膜外侵，精囊侵犯，盆腔淋巴结阳性。术后挽救放疗定义为前列腺癌根治术后出现生化复发 [建议加生化复发的指标：PSA 连续 2 次＞0.2ng/ml（美国王靛：大于 0.04；高献书：0.1）]，或者术后 PSA 持续可测，排除远处转移后，对瘤床 +/– 盆腔进行放疗。

(1) 模拟定位：同根治性放疗。

(2) 靶区定义和勾画原则：前列腺癌术后瘤床 CTV 应包括吻合口、膀胱颈和直肠膀胱间隙。

具体勾画范围如下：从输精管残端勾画至膀胱尿道吻合口下 8～12mm 或阴茎球上缘水平，上界一般在耻骨联合上 3～4cm 以内；如果病理提示精囊腺受侵，应将精囊腺残端包括；在耻骨联合以上水平，前界含膀胱后 1～2cm，后界达直肠系膜，侧界至邻近筋膜；在耻骨联合以下水平，前界在耻骨联合后方，后界达直肠前壁前，侧界延伸至肛提肌。

对于 pN+ 和术后区域淋巴结复发的患者，推荐进行盆腔淋巴结引流区照射；对于术中未行充分淋巴结清扫的高危患者，可考虑进行盆腔淋巴结引流区照射。

(3) 靶区剂量：前列腺癌术后放疗建议采用常规分割放疗。在保证正常组织安全前提下，瘤床推荐剂量为 64～72Gy；若存在临床局部复发，放疗剂量需进一步提高。对于需要进行盆腔淋巴结引流区照射的患者，预防剂量为 45～50Gy；对于影像学证实的复发盆腔淋巴结，推荐剂量为 60～70Gy，在保证正常组织安全前提下尽可能提高剂量。

3. 靶区勾画示例

具体见图 16-1 和图 16-2。

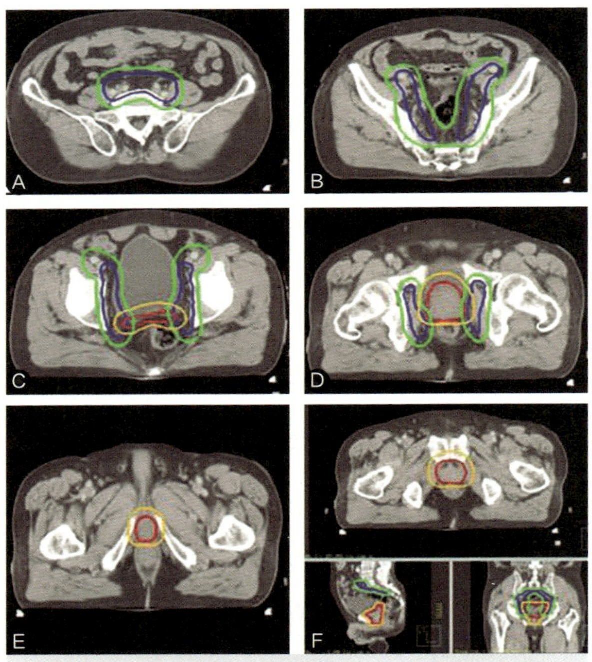

▲图 16-1 前列腺癌盆腔淋巴引流区及前列腺精囊腺靶区勾画，深蓝色为盆腔淋巴引流区 CTV，绿色为盆腔淋巴引流区 PTV，红色为前列腺和精囊腺 CTV，金黄色为前列腺和精囊腺 PTV

A. L_5/S_1 水平：包含动静脉血管及其周边 7mm 范围；B. 骶前淋巴结勾画至梨状肌出现的层面；C. 髂外淋巴结勾画至股骨头上缘层面；D. 闭孔淋巴结勾画至耻骨联合上缘层面；E. 前列腺下界勾画至尿道球上缘 0.5cm，或阴茎海绵体脚上缘；F. 各方向所见靶区情况

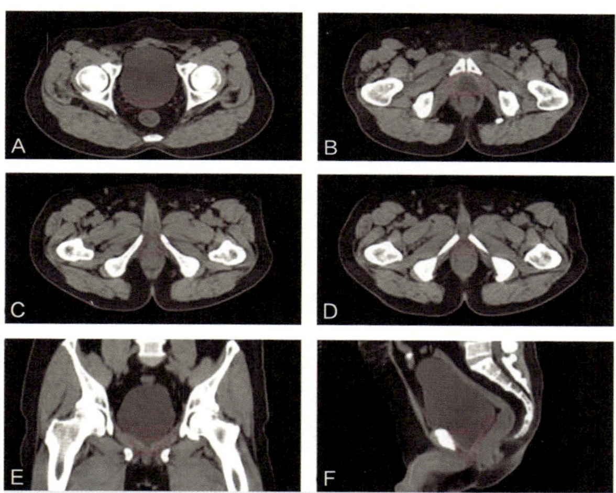

▲图 16-2　前列腺癌术后瘤床勾画，粉红色为术后瘤床 CTV，红色为吻合口残留或复发灶（如有）局部推量 GTV

A. 上界一般在耻骨联合上 3～4cm 以内，输精管残端；B. 前列腺吻合口推量；C. 下界勾画至膀胱尿道吻合口下 8～12mm 或阴茎球上缘水平；D 至 F. 各方向所见靶区情况

（钟秋子）

第 17 章　乳腺癌

一、基本特点

乳腺癌是女性最常见的恶性肿瘤，在发展中国家发病率呈逐年上升趋势，已成为女性癌症相关死亡的第一大病种。亚洲乳腺癌患者多为绝经前女性，激素受体阳性比例较欧美国家稍低。长期暴露于体内较高的雌激素水平、遗传基因突变（BRCA1/2）等是发病的危险因素。初诊患者大多为早期，通过分子分型、临床病理因素、必要时基因检测等，判断复发转移的危险程度，从而给予相应的内科治疗和放疗可获得较好的预后。

二、诊断

患者有乳腺肿块，伴或不伴腋窝淋巴结肿大，通过超声、钼靶、乳腺 MRI 可初步判断乳腺病灶良恶性，粗针穿刺活检可明确诊断及分子分型，同时完善全身检查明确临床分期（包括 ECT、胸部 CT、腹盆超声或 CT 等）。

三、临床 TNM 分期

UICC/AJCC 第 8 版临床 TNM 分期见表 17-1。

表 17-1　临床 TNM 分期（UICC/AJCC 第 8 版）

T 分期

Tx：原发肿瘤无法评估

T_0：无原发肿瘤证据

Tis：导管原位癌，不伴肿块的乳头 Paget 病

T_{1mi}：肿瘤最大径≤1mm

T_{1a}：1mm＜肿瘤最大径≤5mm

T_{1b}：5mm＜肿瘤最大径≤10mm

T_{1c}：10mm＜肿瘤最大径≤20mm

T_2：20mm＜肿瘤最大径≤50mm

T_3：肿瘤最大径＞50mm

T_{4a}：侵犯胸壁（单纯胸肌受累时不算 T_{4a}）

T_{4b}：皮肤水肿、破溃和（或）同侧皮肤卫星结节

T_{4c}：同时存在 T_{4a} 和 T_{4b}

T_{4d}：炎性乳腺癌

N 分期

N_0：无区域淋巴结受累

N_{1mi}：微转移（约 200 个细胞，或 0.2mm＜最大径≤2mm）

N_1：可活动的同侧Ⅰ～Ⅱ组腋窝淋巴结转移

N_{2a}：固定或融合的同侧Ⅰ～Ⅱ组腋窝淋巴结

N_{2b}：仅同侧内乳淋巴结转移

N_{3a}：同侧锁骨下淋巴结转移

N_{3b}：同侧内乳和腋窝淋巴结转移

N_{3c}：同侧锁骨上淋巴结转移

病理 N 分期

pNx：区域淋巴结无法评估

pN_0：无淋巴结转移

pN_0（i+）：区域淋巴结中仅见孤立肿瘤细胞群（ITC）

pN_0（mol+）：无 ITC，但 RT-PCR 阳性

pN_{1mi}：微转移（约 200 个细胞，或 0.2mm＜最大径≤2mm）

pN_{1a}：1～3 个腋窝淋巴结转移

（续　表）

pN_{1b}：同侧内乳前哨淋巴结转移 pN_{1c}：pN_{1a}+pN_{1b} pN_{2a}：4～9 个腋窝淋巴结转移 pN_{2b}：无腋窝淋巴结转移，但有临床转移征象的同侧内乳淋巴结转移（有或无病理证实） pN_{3a}：≥10 个腋窝淋巴结转移或锁骨下淋巴结转移 pN_{3b}：有临床转移征象的同侧内乳淋巴结转移，并伴＞1 个腋窝淋巴结转移；或 4～9 个腋窝淋巴结转移，同时有内乳前哨淋巴结转移 pN_{3c}：同侧锁骨上淋巴结转移
M 分期
M_0：无远处转移 cM_0（i+）：仅通过显微镜或分子检测发现≤0.2mm 的肿瘤转移灶 M_1：有远处转移
临床分期
0 期：$TisN_0M_0$ Ⅰ期：$T_1N_{0\sim1mi}M_0$、$T_0N_{1mi}M_0$ Ⅱ期：$T_{0\sim1}N_1M_0$、$T_2N_{0\sim1}M_0$、$T_3N_0M_0$ Ⅲ期：$T_{0\sim3}N_2M_0$、$T_3N_{1\sim2}M_0$、$T_4N_{0\sim2}M_0$、$T_{任何}N_3M_0$ Ⅳ期：$T_{任何}N_{任何}M_1$

四、治疗原则

1. 新辅助治疗

临床上大多数 $T_{1\sim2}N_0$ 患者可直接手术，有以下情况之一可进行新辅助治疗：T_3，腋窝淋巴结转移，HER2 阳性，三阴性，有保乳意愿但难以保乳者。由于新辅助治疗可有相当一部分患者获得病理学完全缓解，获得完全缓解的患者预后较好。因此接受新辅助治疗的患者，要结合新辅助化疗前临床分期及手术后的病理分期，根据最高分期来决定是否放疗及放疗范围。保乳及根治术后放疗适应证见下。

2. 保乳术后放疗适应证及放疗范围

具体见表 17–2（部分参考 2021 年 CSCO 指南和 NCCN 指南）。

表 17–2　保乳术后放疗适应证及照射范围

临床及病理情况	Ⅰ级推荐	Ⅱ级推荐
导管原位癌	全乳放疗 ± 瘤床加量[a]	部分乳腺短程照射[b]
浸润性癌，腋窝淋巴结阴性	全乳放疗（常规分割或大分割）+瘤床加量[a]	• 部分乳腺短程照射 ± 区域淋巴结放疗（有危险因素时）[c] • 全乳单周超大分割照射[d]
腋窝淋巴结阳性，已行腋窝清扫	全乳放疗 + 瘤床加量 + 区域淋巴结放疗[e, g]	全乳放疗 + 瘤床加量
前哨淋巴结 1～2 个阳性，未行腋窝清扫	全乳放疗（高位切线野[f]）+ 瘤床加量[a]	全乳放疗 + 瘤床加量 + 包括腋窝的区域淋巴结放疗[e, g, h]

（续　表）

临床及病理情况	Ⅰ级推荐	Ⅱ级推荐
前哨淋巴结枚≥3个阳性，未行腋窝清扫		全乳放疗＋瘤床加量＋包括腋窝的区域淋巴结放疗[e, g, h]

大分割与常规分割照射在局部区域复发、无病生存及不良反应方面均相似。大分割方案为40～42.5Gy/15～16f。瘤床加量方案为：常规分割10～16Gy/5～8f；大分割方案8.7～10Gy/3～4f

a. 对于年龄≥70岁、$T_1N_0M_0$、激素受体阳性、HER2阴性的老年患者，内分泌治疗基础上保乳放疗较不放疗可降低局部复发率，但无病生存和总生存无显著差别（CALGB9343研究）。同样PRIME Ⅱ研究对≥65岁、肿瘤≤3cm、pN_0、激素受体阳性等低危患者是否保乳放疗的结果再次证实，局部复发率的降低未能带来生存获益。因此符合上述入组条件的患者，可在充分评估放疗的风险与获益并结合患者意愿的前提下考虑豁免术后放疗

b. APBI可参照ASTRO推荐的标准，或参考RAPID、NSABPB-39、APBI-IMRT-Florence研究的入组标准

c. 危险因素的定义包括：肿瘤位于中央/内象限区域，或T＞2cm伴有其他高危因素（年轻、广泛脉管浸润、组织学Ⅲ级等）。这是根据EORTC22922-10925和MA20研究中对腋窝淋巴结阴性人群的“高危”定义，临床实践中可参考

d. FAST-FORWARD研究证实超大分割方案26Gy/5f/1周与大分割40Gy/15f/3周方案在疗效及不良反应方面均无显著差异。临床中需严格评估靶区剂量及危及器官受量，具体可参考该研究的剂量要求

e. 区域淋巴结放疗范围包括患侧锁骨上下区、内乳淋巴结（第1～3肋）及高危的腋窝瘤床。一般在腋窝淋巴结无法完整切除（如侵犯血管、神经）或清扫不彻底（如清扫个数较少或仅低位取样）时可进行腋窝瘤床照射

f. 乳腺高位切线野是在常规乳腺切线野上界向上延伸，一般距离肱骨头下缘2cm以内，以包括更多的腋窝淋巴结区域

3. 根治术后放疗适应证及照射范围

具体见表 17-3（参考 2021 年 CSCO 指南和 NCCN 指南）。

表 17-3　根治术后放疗适应证及照射范围

临床及病理情况	放疗范围推荐
腋窝淋巴结清扫术后，有淋巴结转移或 T_4N_0	胸壁 + 区域淋巴结放疗[a]
腋窝淋巴结清扫术后，T_3N_0	胸壁 ± 区域淋巴结放疗[a]
切缘阳性且未能再次手术切除	胸壁 ± 区域淋巴结放疗[a]
前哨淋巴结阳性，未行腋窝清扫	胸壁 + 包括腋窝在内的区域淋巴结放疗[a,b]

a. 内乳淋巴引流区（IMN）预防性照射的证据来源于近年发表的几项大型研究，由于 IMN 照射会不同程度增加患侧肺、心脏（仅左侧乳腺癌时）的剂量，因此需尽可能优化放疗技术，充分评估靶区覆盖及降低危及器官受照剂量。通常对以下人群考虑 IMN 照射：腋窝淋巴结转移≥4 个；原发灶位于中央或内象限，有腋窝淋巴结转移；年龄≤35 岁且有腋窝淋巴结转移；影像学诊断 IMN 转移可能性大，或已病理证实 IMN 转移

b. 对于前哨淋巴结阳性且未行完整腋窝清扫的患者，原则上符合 Z0011 研究入组条件可采用乳腺高切线野照射（保乳术）；而对于未行腋窝清扫且前哨淋巴结阳性的根治术患者或前哨淋巴结≥3 个阳性的保乳患者，是否进行腋窝淋巴结区预防性照射可参考有无其他危险因素，或参考前哨淋巴结预测列线图（http：//www.mdanderson.org/app/medcalc/bc_nomogram2/index.cfm?pagename=nsln），如果预测非前哨淋巴结转移概率超过 25%～30%，可照射完整的腋窝淋巴结区域及其他区域淋巴结范围

五、保乳术后放疗

1. 模拟定位

CT 定位可更好的勾画靶区及设计治疗计划，扫描层厚 5mm，包含淋巴引流区照射时建议增强扫描。

(1) 仅全乳照射：仰卧于乳腺托架上，双手臂外展 / 外旋过头，握住托架手柄，患者胸壁走行与定位机床平行。铅丝标记乳腺范围及手术瘢痕。如为左侧乳腺癌，可采用深吸气屏气技术以减少心肺受照剂量。

(2) 全乳 + 淋巴引流区照射：仰卧位，专用装置固定（可用真空负压垫），患侧上肢外展并外旋，头偏向健侧尽量避免下颈部皮肤皱褶。铅丝标记同上。

2. 靶区定义和勾画

(1) 全乳野：CTV 为同侧乳腺，包括勾画所有腺体组织和临床可见的乳腺隆起范围。上界为锁骨头或第 2 前肋的下缘，下界为没有明显的乳腺实质或第 6 前肋，外侧界为腋中线，内侧界为胸肋关节。CTV 不包括皮肤、胸大小肌、肋骨及肋间肌（除非这些部位受侵）。PTV 为 CTV 三维外扩，头脚方向外扩 1cm，皮肤方向限于皮下 0.5cm，其他方向外扩 0.5～1cm（图 17−1）。

(2) 瘤床补量：根据术中放置的金属标记及血

清肿的范围确定瘤床 GTVtb（通过模拟 CT 定位），并包括手术瘢痕，外放 1.5～2cm 形成 PGTVtb；如术中未放置金属标记，直接在体表勾画，手术瘢痕（非美容切口）外放 2～3cm。

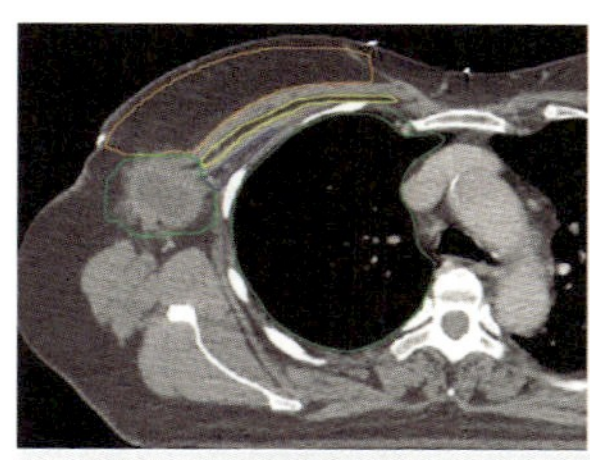
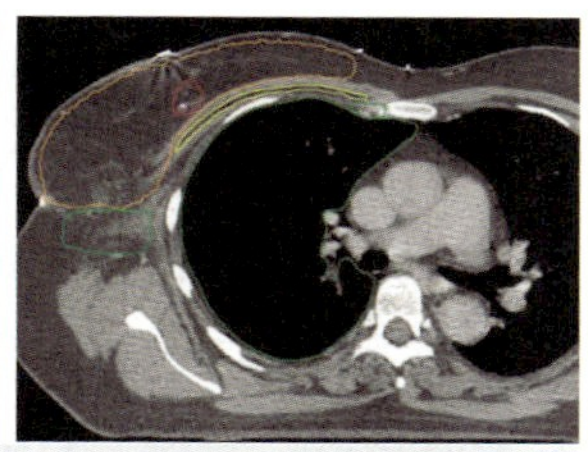

▲图 17-1　橙色为乳腺 CTV，红色为瘤床 GTVtb（建议外放 1.5～2cm 形成 PGTVtb），外侧绿色为腋窝 1 组淋巴结区，黄色为胸肌间淋巴结区，胸骨旁绿色为内乳淋巴结区

(3) 腋窝野：以胸小肌为标志，分为 1 组（胸小肌下方和外侧）、2 组（胸大肌后方，局限于胸小肌范围，包括胸肌间淋巴结）和 3 组（胸小肌内侧和上方）。勾画时通常上界在锁骨和第 1 肋相接处，下界在第 2 肋或第 3 肋间，后界与肩胛下肌、大圆肌、前锯肌和背阔肌相邻。

(4) 内乳野：上界为颈静脉和锁骨下静脉结合部（第 1 肋上缘）；下界为第 4 肋上缘；前界为胸骨后缘、胸大肌后缘；后界为胸膜或内乳血管后缘 0.5cm 脂肪；内界为内乳血管内侧 0.5cm，头臂静脉内侧；外界为内乳血管外侧 0.5cm，头臂静脉外侧（图 17-2）。

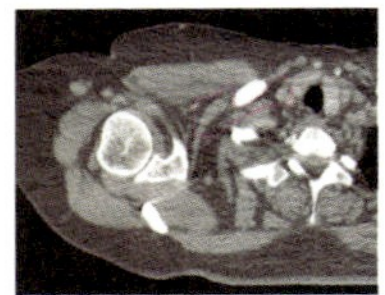
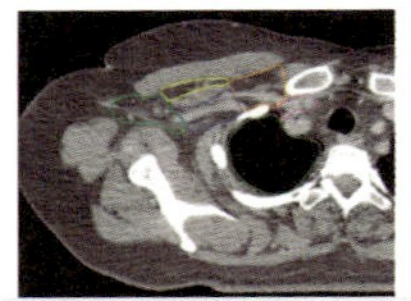
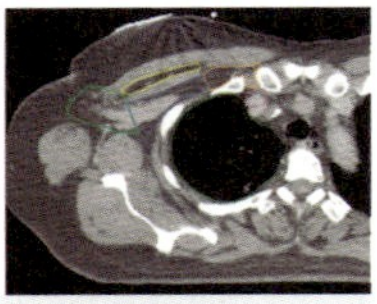

▲图 17-2　绿色为腋窝 1 组淋巴结区，黄色为胸肌间淋巴结区，蓝紫色为腋窝 2 组，橙色为腋窝 3 组，粉色为锁骨下区域

(5) 锁骨上下野：上界为环状软骨；下界为锁骨头下缘；内界覆盖颈内血管鞘范围；外界为斜方肌、喙突、胸小肌、喙肱肌内缘；前界为胸锁乳突肌后缘、锁骨、皮肤、胸大肌后缘；后界需近包括下颈区域的脂肪血管间隙，达背部肌群前缘、锁骨或锁骨下肌后端，包含近端腋静脉（图 17-3）。PTV 为 CTV 三维外扩 0.5～1cm，皮肤方向限于皮下 0.5cm。

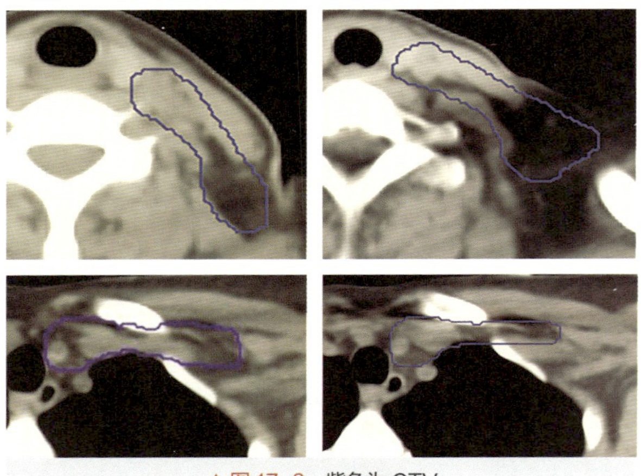

▲图 17-3　紫色为 CTV

3. 处方剂量

(1) 常规分割：50Gy/25f，单次 2Gy，瘤床加量 10～16Gy/5～8f。

(2) 大分割：40～42.5Gy/15～16f，瘤床加量 8.7～10Gy/3～4f。

(3) 超大分割：26Gy/5f/1 周。

(4) APBI：38.5Gy/10f，每日 2 次，或者 30Gy/5f/2 周。

4. 照射技术

全乳放疗可采用二维或三维适形 / 调强照射技术，6MV X 线，切线野照射。瘤床补量可根据乳腺的厚度选择合适能量的电子线。

包含锁骨上下区时，目前更推荐适形 / 调强放疗，将锁骨上下区、腋窝野等淋巴引流区与全乳一同勾画，便于充分评估计划，达到较好的靶区适形度及剂量均匀性。锁骨上下野也可采用混合线（6MV X 线及 9～12Mev 能量电子线），全乳野采用切线野照射时，上下两部分照射野应采用半挡野照射技术衔接。

内乳野有三种放疗技术：①采用电子线照射（内界为体中线，外界为体中线向患侧 4～5cm，根据深度计算电子线能量），但要计算与全乳切线野的衔接及角度，避免过多热点或冷点；②采用扩大的切线野照射内乳及全乳，需尽量减少心肺的照射剂量；③在 CT 定位图像勾画靶区，采用调强技术同时照射内乳、全乳及必要的淋巴引流区。

5. 危及器官限量

(1) 常规分割：健侧乳腺 D_{mean} 剂量限制 500～800cGy（三维照射），D_{max}≤500cGy（切线野照射）；患侧肺，V_{20}<20% 且平均剂量<12Gy（单纯乳腺照射），或 V_{20}<30% 且平均剂量<15Gy（乳腺 + 淋巴引流区照射），双肺 V_{20}<15%；心脏 V_{30}<10%，V_{40}<5%；臂丛神经 D_{max}≤54Gy；脊髓 D_{max}≤45Gy；甲状腺 D_{max}≤55Gy。

(2) 超大分割：同侧肺 V_{8Gy}<15%；心脏 $V_{1.5Gy}$<30%，V_{7Gy}<5%（根据 FAST-FORWARD 研究）。

六、根治术后放疗

1. 模拟定位

CT 定位可更好的勾画靶区及设计治疗计划。患者仰卧位，专用装置固定，患侧上肢外展并外旋，头偏向健侧尽量避免下颈部皮肤褶皱。胸壁加 0.5cm 的补偿物，以增加皮肤表面剂量。

2. 靶区定义和勾画

(1) 胸壁野：上界为锁骨头下缘水平，下界平对侧乳腺皱襞下 2cm，内侧界为体中线，外界为腋中线或腋后线。照射野需包括手术瘢痕、皮瓣及引流口。

(2) 内乳、腋窝及锁骨上下野：同上述保乳术的靶区定义。

3. 处方剂量

(1) 常规分割剂量：50Gy/25f，单次 2Gy。对于 T_4 等高危患者，手术瘢痕处或全胸壁加量 10Gy/5f 达总量 60Gy。

(2) 大分割剂量：43.5Gy/15f，单次 2.9Gy/f 或 40～42.5Gy/15～16f。胸壁需加量或包含内乳野、腋窝野时采用常规分割，不推荐大分割。

4. 照射技术

(1) 胸壁野：术后胸壁厚度一般在 1.5～2cm，可选用 6Mev 电子线根据体表标记的范围内垂直照射。若患者胸壁较厚或不平坦，可用 6MV X 线切线野照射。

(2) 锁骨上下野：目前推荐适形 / 调强放疗技术。也可用混合线照射（6MV X 线及 9～12Mev 电子线），此时体表标记的上下界同 CT 定位的靶区范围，内界在胸锁乳突肌内侧 1cm 处和体中线，外侧界在肱骨头内缘，处方剂量在照射野中心点皮下 3cm 处。若用电子线照射胸壁和锁骨上下野，照射野衔接处可以共线；若胸壁采用切线野照射，则采用半野照射技术衔接。

(3) 内乳野：可根据深度在体表画线后电子线照射（内界为体中线，外界为体中线向患侧 4～5cm，根据深度计算电子线能量），或采用扩大的切线野照射内乳及胸壁。

5. 危及器官限量

常规分割如前所述。

（孙　冰）

第18章　宫颈癌

一、基本特点

宫颈癌是发展中国家发病率及死亡率最高的妇科恶性肿瘤，其发生与人乳头瘤状病毒（HPV）感染呈正相关，性生活早、多个性伴侣、多产、吸烟、免疫抑制状态也可能是其病因。多数以接触性阴道出血起病，鳞癌最常见。

二、诊断

依据病史和临床表现，通过体格检查（尤其是妇科查体）、阴道镜、宫颈细胞学、HPV检测、血液学检查、肿瘤标志物（如SCCAg、CA125等），盆腔增强MRI、胸腹部CT或妇科超声、PET/CT等影像学检查，以及病理诊断等为诊断提供依据。

三、临床FIGO分期

临床FIGO分期（2018版）见表18-1。

表18-1　临床FIGO分期（2018版）

Ⅰ期：病变严格局限于宫颈（扩展至宫体可以被忽略）
ⅠA期：镜下浸润癌，浸润深度＜5mm

（续　表）

ⅠA_1 期：间质浸润深度＜3mm
ⅠA_2 期：间质浸润深度≥3mm，但不超过 5mm
ⅠB 期：浸润深度≥5mm，病变局限于宫颈
ⅠB_1 期：浸润深度≥5mm，但肿瘤最大径≤2cm
ⅠB_2 期：2cm＜肿瘤最大径≤4cm
ⅠB_3 期：肿瘤最大径＞4cm
Ⅱ期：肿瘤超出宫颈，但未达盆壁，或未达阴道下 1/3
ⅡA 期：肿瘤浸润局限于阴道上 2/3，无宫旁浸润
ⅡA_1 期：肿瘤最大径≤4cm
ⅡA_2 期：肿瘤最大径＞4cm
ⅡB 期：有明显宫旁浸润，但未达盆壁
Ⅲ期：肿瘤侵犯盆壁和（或）侵犯阴道下 1/3，和（或）导致肾盂积水或无功能肾，和（或）盆腔和（或）腹主动脉旁淋巴结转移
ⅢA 期：肿瘤侵犯阴道下 1/3，未侵犯盆壁
ⅢB 期：肿瘤侵犯盆壁和（或）导致肾盂积水或无功能肾
ⅢC 期：盆腔和（或）腹主动脉平淋巴结转移，不考虑肿瘤大小（用 r 和 p 来注释）
ⅢC_1 期：仅有盆腔淋巴结转移
ⅢC_2 期：腹主动脉旁淋巴结转移
Ⅳ期：肿瘤超出真骨盆或（活检证实）侵犯膀胱或直肠黏膜（泡状水肿不能分为Ⅳ期）
ⅣA 期：肿瘤侵犯邻近器官
ⅣB 期：肿瘤侵犯远处器官

四、治疗原则

1. 初治宫颈癌

(1) FIGO（2018 版）ⅠA_1 期：首选手术，推荐术式有筋膜外子宫切除术、切缘阴性的锥切术

（若患者要求生育或不宜手术时）、改良根治性子宫切除术、根治性宫颈切除术 + 盆腔淋巴结切除术（若脉管间隙受侵时）。若术后病理含高危因素（包括盆腔淋巴结转移、手术切缘阳性、宫旁受累等），则盆腔放疗 + 含顺铂的同步化疗 ± 阴道近距离治疗；若术后病理发现中危因素（表 18-2），则盆腔放疗 ± 含顺铂的同步化疗 ± 阴道近距离治疗。

表 18-2　中危因素（病理）列表

淋巴脉管瘤栓	间质浸润深度	肿瘤直径（取决于临床触诊）
+	深 1/3	任何大小
+	中 1/3	≥2cm
+	浅 1/3	≥5cm
-	中或深 1/3	≥4cm

(2) FIGO（2018 版）ⅠA_2 期：首选手术，推荐术式有根治性全子宫切除术或根治性宫颈切除术以保留生育功能（有生育要求者）+ 盆腔淋巴结切除术 ± 腹主动脉旁淋巴结取样。如术后病理发现高危因素（包括盆腔淋巴结转移、手术切缘阳性、宫旁受累等），则盆腔放疗 + 含顺铂的同步化疗 ± 阴道近距离治疗；如手术病理发现中危因素，则盆腔放疗 ± 含顺铂的同步化疗

± 阴道近距离治疗。

(3) FIGO（2018 版）ⅠB_1 期、ⅠB_2 期及ⅡA_1 期：首选根治性子宫切除术 + 盆腔淋巴结清扫术 ± 腹主动脉旁淋巴结取样。如术后病理发现高危因素（包括盆腔淋巴结转移、手术切缘阳性、宫旁受累等），则盆腔放疗 + 含顺铂的同步化疗 ± 阴道近距离治疗；如手术病理发现中危因素，则盆腔放疗 ± 含顺铂的同步化疗 ± 阴道近距离治疗；也可选择根治性同步放化疗。

(4) FIGO（2018 版）ⅠB_3 期、ⅡA_2 期：首选根治性放化疗，包括盆腔放疗 + 近距离放疗 + 含顺铂的同步化疗。其次可选择根治性子宫切除术 + 盆腔淋巴结清扫术 ± 腹主动脉旁淋巴结取样，如术后病理发现高危因素（包括盆腔淋巴结转移、手术切缘阳性、宫旁受累等），则盆腔放疗 + 含顺铂的同步化疗 ± 阴道近距离治疗；如手术病理发现中危因素，则盆腔放疗 ± 含顺铂的同步化疗 ± 阴道近距离治疗。

(5) FIGO（2018 版）ⅡB 期、ⅢB 期、ⅢC 期、ⅣA 期：根治性同步放化疗，包括盆腔放疗 / 盆腔 + 延伸野放疗 + 同步增敏化疗＋近距离放疗。建议放疗前先完善影像学分期（CT、MRI、PET/CT）或手术分期明确淋巴结状态。如盆腔淋巴结转移，腹主动脉旁淋巴结阴性，则行盆腔放疗 + 近距离放疗 + 含顺铂的同步化疗 ± 腹主动脉旁淋巴结放疗（髂总淋巴结转移时）；如腹主动脉旁淋巴结转移，则行包含腹主动脉旁淋巴引流区的扩大野放疗。

(6) FIGO（2018 版）ⅢA 期：根治性同步放化疗，包括盆腔放疗＋腹股沟淋巴引流区放疗＋同步增敏化疗＋近距离放疗 ± 腹主动脉旁淋巴结放疗（髂总淋巴结转移时）。建议放疗前先完善影像学分期（CT、MRI、PET/CT）或手术分期明确淋巴结状态。

(7) FIGO（2018 版）ⅣB 期：全身治疗 ± 个体化放疗。

2. 局部复发宫颈癌

局部复发根据初始治疗方法，可分为放疗后复发和术后复发；根据复发部位，可分为中心型复发（包括宫颈、阴道或宫体）及非中心型复发（包括盆壁、远处转移）。

(1) 术后复发：首选同步放化疗，包括外照射＋近距离放疗 ± 化疗，若为中心型复发，条件允许时也可考虑手术切除。

(2) 放疗后复发：若为中心型复发，可予以盆腔廓清术或姑息放疗，若病灶＜2cm，也可行根治性子宫切除或近距离放疗；若为非中心型复发，可选择外照射 ± 化疗（尤其是野外复发者），或盆腔廓清术 ± 术中放疗（近切缘或切缘阳性者），或全身治疗（化疗、靶向、免疫），或临床试验。

五、放疗

1. 模拟定位

(1) 外照射定位：定位排空直肠，充盈膀胱，腹膜后延伸野放疗者酌情空腹。提前 1.5～2h 口服稀释的复方泛影葡胺溶液小肠造影。取仰卧位/俯卧位，体膜固定，CT 扫描腹盆腔区域，层厚 5mm。扫描时宫颈外口/术后阴道残端设 X 线不能穿透且不明显改变阴道形状的标记物。

(2) 近距离放疗定位：定位前排空直肠，酌情轻度充盈膀胱。仰卧位，双腿平放。常规模拟定位机定位时摄取 0° 与 90°，或 45° 与 315° 等中心正交 X 线，定位图像要包括施源器及膀胱、直肠标记点，以宫腔管上宫颈外口标记物为中心，并记录定位片的放大倍数用于计划设计。CT 定位时扫描上界为髂嵴（或子宫底上 3cm），扫描下界为坐骨结节，层厚不超过 3mm。

2. 术后放疗外照射靶区的定义和勾画

(1) CTV：阴道残端、上段阴道、阴道旁及盆腔淋巴引流区（髂内、闭孔、髂总、部分髂外、骶前）。

髂总分叉上的上部 CTV：包括髂总血管外扩 7mm 范围，中线包括椎体前 1.5cm 软组织，并包括邻近可疑淋巴结、淋巴囊肿和手术标记。CTV 不包括椎体、小肠、腰大肌。

髂总分叉至阴道断端的中部 CTV：包括髂内外血管外扩 7mm 范围，其中髂外外侧组向前外侧方向外扩 10mm，骶前区域包到梨状肌出现层面（S_2 下缘），并包括邻近可疑淋巴结、淋巴囊肿和手术标记。CTV 不包括骨、小肠、肌肉。

阴道残端（阴道标记）的下部 CTV：向上包括阴道标记上 0.5～2cm（根据小肠确定），下端包括阴道残端下 3cm 或闭孔下缘 1cm，两侧包括阴道、阴道旁、宫颈旁软组织（外放 0.5cm，可扩大到血管周和肠周脂肪），连接两侧淋巴结，在体中线可包括部分膀胱、直肠前壁，形成前后径 1.5cm 的区域。

(2) PTV：CTV 向前（A）、后（P）、左（L）、右（R）方向外放 6～8mm，向进（S）、出（I）方向外放 8～10mm。

3. 根治性放疗外照射靶区的定义和勾画

(1) GTV：定义为妇科查体、内镜、CT/MRI/PET 多模态影像综合所见的病灶。

GTV-T：为妇科查体结合 MRI 上所见的宫颈及邻近的宫旁、宫体、阴道受累的肿瘤病灶。

GTV-N：为 CT/MRI/PET 多模态影像综合所见的腹盆腔转移淋巴结。转移淋巴结定义为 CT 横断面图像上淋巴结短径≥1cm，或 PET/CT 或 MRI-DWI 等功能影像提示代谢异常考虑转移。

(2) CTV：包括 CTV_1、CTV_2 和 CTV_3。

CTV_1：宫颈、宫体、部分阴道、宫旁、附件。据 CT 所示勾画，通常下界包括至上 1/2 阴道处；当阴道中段受累时，下扩至阴道肿瘤下 2cm；当阴道 1/3 受累时，下扩至阴道口。据妇科检查及 MRI 所示勾画宫骶韧带受累区域。

CTV_2：盆腔淋巴引流区，参考术后盆腔淋巴引流区勾画方法，髂内外血管周围外扩 7mm 包括髂总、髂内和髂外的内前组及闭孔淋巴结，其中髂外外侧组向前外侧方外扩扩大至 10～17mm。

CTV_3：腹膜后淋巴引流区，勾画方法尚有争议。目前建议包括腹主动脉左 2cm，下腔静脉右 1cm，至腰大肌边界，腹侧 5mm 区域，上界据病情不同自肾血管水平至 T_{12} 下缘间。

(3) PTV：包括 PGTV-N 和 PCTV。

PGTV-N：GTV-N 各方向均匀外放 5mm 形成。

PCTV：CTV 向 A/P/R/L 方向外放 6～8mm，向 S/I 方向外放 8～10mm，中心区域（宫颈、宫体）需根据 ITV 适度增加外放范围，并建议至少每周 1 次图像引导（IGRT）确保治疗精确。

4. 三维近距离靶区定义及勾画

(1) GTV：影像及妇科检查的可见肿瘤，分为诊断时 GTV（GTV-D）及每次后装治疗时 GTV（$GTV-B_1$、$GTV-B_2$……），GTV-B 是 MRI T_2 加权图像上确定的高信号及灰色信号区域加上妇科体检发现的残留病灶。CT 上因显示不清，不要求勾画。

(2) HR-CTV：包括整个宫颈和近距离治疗时通过妇科检查和 MRI 确定的残留病变组织，MRI 上包括宫颈、残余肿瘤、MRI 影像 T_2 上的灰区。单纯 CT 勾画时建议下界即施源器上界水平，包括受累侧阴道壁。若初治时子宫体无受累，上界则为子宫动脉交界处或子宫峡部水平向上逐步形成最上缘沿宫腔管 1cm 直径的环以形成锥状形态；若初治时子宫体受累，则为近距离治疗时 MRI 上宫体残留肿瘤的上界。左右侧界为近距离时宫颈组织或残留肿瘤与周围脂肪组织的交界，可参考近距离治疗前 / 时的 MRI 和妇科查体。前后界为近距离前 / 时 MRI 上仍残留的直肠 / 膀胱肿瘤处，其他前后界按无受累处勾画。

(3) IR-CTV：初始 GTV 映射到近距离治疗的影像上的区域，以及 HR-CTV 外放一定边界的总和。据治疗前妇科检查及 MRI 诊断的疾病范围及消退程度判断，CT 上勾画通常为 HR-CTV 头脚方向、左右方向外扩 10mm，前后方向外扩 5mm。

5. 重要器官勾画

(1) 外照射：包括膀胱、直肠、小肠、髂骨、股骨头、脊髓、肝、肾、胃、脊髓。

(2) 近距离：包括膀胱、直肠、乙状结肠、小肠，与外照射重要器官勾画不同的是要包括器官外壁。

6. 靶区处方剂量

(1) 外照射：具体见表 18-3。

表 18-3　外照射处方剂量

CTV（术后）	45～50.4Gy/25～28f
GTV-N	56～60Gy/25～28f
GTV-T	45～50.4Gy/25～28f，近距离补量
CTV_1（根治）	45～50.4Gy/25～28f
CTV_2（根治）	45～50.4Gy/25～28f
CTV_3（根治）	45～50.4Gy/25～28f

(2) 近距离：包括 HR-CTV 和 IR-CTV。

HR-CTV：MRI 引导的近距离，据 HR-CTV 体积大小确定处方剂量，一般 30ml HR-CTV，$D90_{外+内}$≥75Gy；50ml HR-CTV，$D90_{外+内}$≥85Gy；70ml HR-CTV，$D90_{外+内}$≥95Gy。CT 引导的近距离可参考以上标准，局部进展期 $D90_{外+内}$≥85Gy，在危及器官剂量满足限量要求的情况下可酌情增加 HR-CTV 的 D90 剂量。通常除去外照射剂量后，近距离常采用 30Gy/5f（6Gy/f）或 28Gy/4f（7Gy/f）的分割方式。

IR-CTV：$D90_{外+内}$≥60～65Gy。

外照射与近距离剂量通过 EQD2（相当于 2Gy 时的等效生物剂量）进行计算，具体公式如下。

$EQD2_{外+内}=EQD2_{外}+EQD2_{内}=n_{外}d_{外}\left[(d_{外}+\alpha/\beta)/(2+\alpha/\beta)\right]+n_{内}d_{内}\left[(d_{内}+\alpha/\beta)/(2+\alpha/\beta)\right]$

肿瘤 $\alpha/\beta=10$，正常器官 $\alpha/\beta=3$。

7. 重要器官限量

(1) 外照射：具体见表 18-4。

表 18-4　外照射重要器官限量

重要器官	照射剂量	范　围
直肠	V40～45Gy	＜50%
膀胱	V40～45Gy	＜50%
股骨头	V45Gy	＜5%
脊髓	V30～35Gy	＜0.1ml
肾脏	V20Gy	＜33%
肝脏	V20Gy	＜33%
胃	V20Gy	＜50%
小肠	V20Gy	＜40%
	V54Gy	＜2ml

(2) 近距离：具体见表 18-5。

表 18-5　近距离重要器官限量

重要器官	评估函数	建议受量上限
膀胱	$D2ml_{外+内}$	90Gy
直肠	$D2ml_{外+内}$	70～75Gy
乙状结肠	$D2ml_{外+内}$	70～75Gy

外照射与近距离剂量叠加通过上述 EQD2 公式进行换算。

8. 靶区勾画示例

(1) ⅠB_1 期病例：女性 /30 岁，术前妇科查体显示，宫颈局部糜烂面 1cm。宫颈癌根治术后病理为宫颈中分化鳞癌，浸润深度 9mm（宫颈壁厚 1cm），多量脉管瘤栓，阴道切缘阴性，左髂血管旁淋巴结 0/11，右髂血管旁淋巴结 0/8（图 18-1 至图 18-8）。

(2) ⅢC_1（FIGO 2018 版）/ⅡB（FIGO 2009 版）

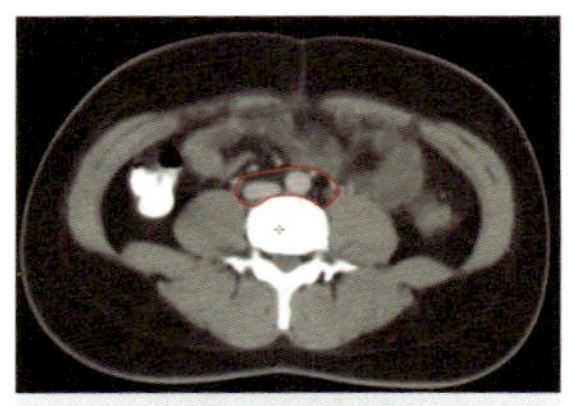

▲图 18-1　盆腔淋巴引流区（上界：髂总动脉汇合处），红色为 CTV

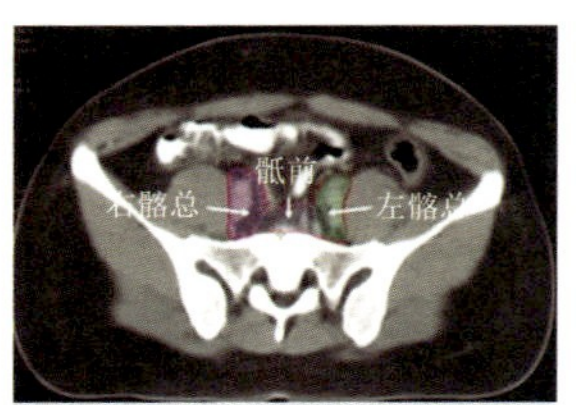

▲图 18-2　盆腔淋巴引流区（髂总动脉层面），红色为 CTV

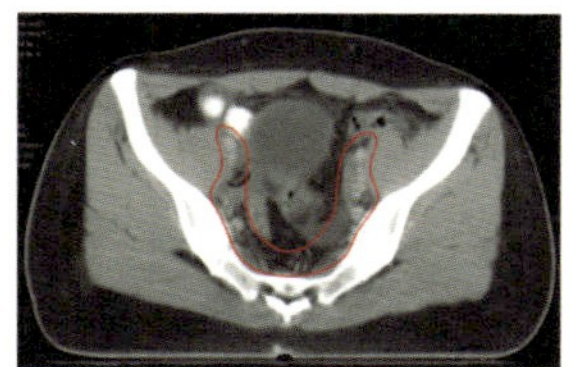

▲图 18-3　盆腔淋巴引流区（髂内、髂外、骶前淋巴结引流区层面），红色为 CTV

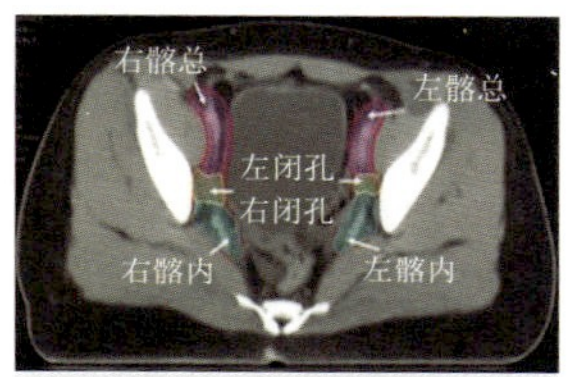

▲图 18-4　盆腔淋巴引流区（髂内、髂外、闭孔淋巴结引流区层面），红色为 CTV

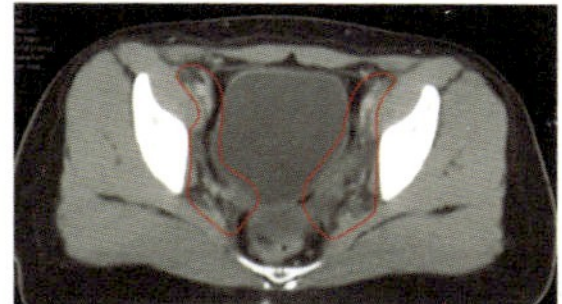

▲图 18-5　宫旁、盆腔淋巴引流区（髂内、髂外淋巴结引流区层面），红色为 CTV

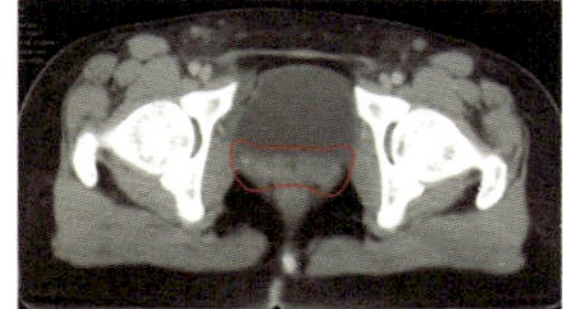

▲图 18-6　阴道残端及阴道旁，红色为 CTV

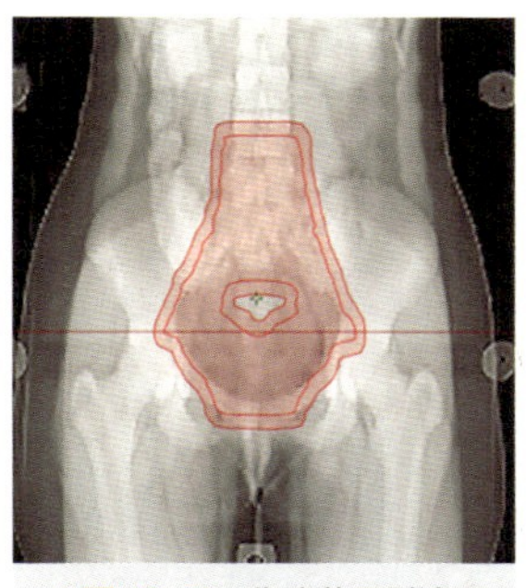

▲图 18-7　盆腔淋巴引流区（冠状位），红色为 PCTV 和 CTV

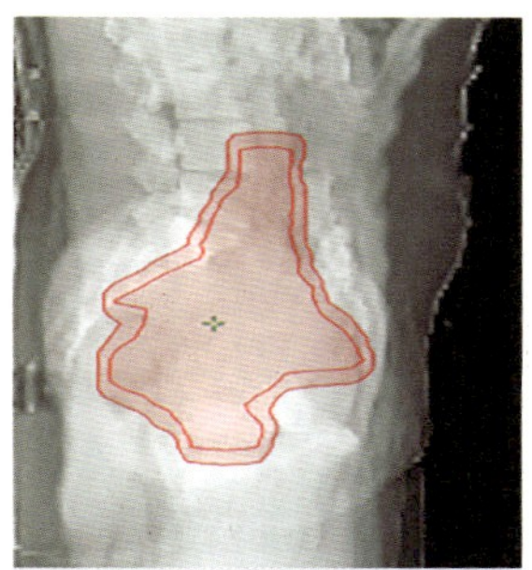

▲图 18-8　盆腔淋巴引流区（矢状位），红色为 PCTV 和 CTV

期病例：女性/70岁，绝经后阴道出血，宫颈活检病理为中低分化鳞癌。治疗前妇科查体为宫颈左侧菜花样肿物，3cm×4cm，累及阴道穹窿，三合诊左侧宫旁受累，未达盆壁，右侧软。盆腔MRI显示，宫颈管增粗，2.8cm×3.3cm，左侧髂血管旁直径10mm淋巴结，DWI信号增高。外照射后近距离前妇科查体显示，宫颈口肿物直径2cm，阴道光滑，双侧宫旁软。盆腔MRI显示，宫颈管内肿物1.2cm×2cm。

外照射靶区勾画见图18-9至图18-16。

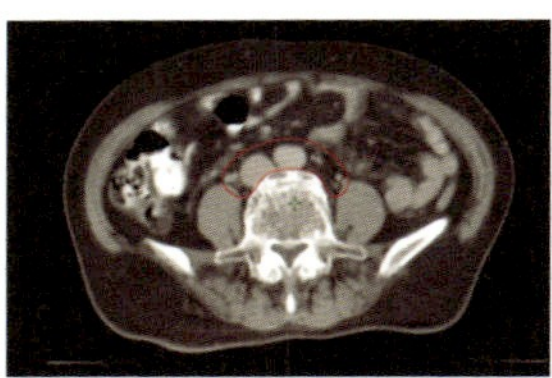

▲图18-9　盆腔淋巴引流区（髂总动脉汇合处层面），红色为CTV

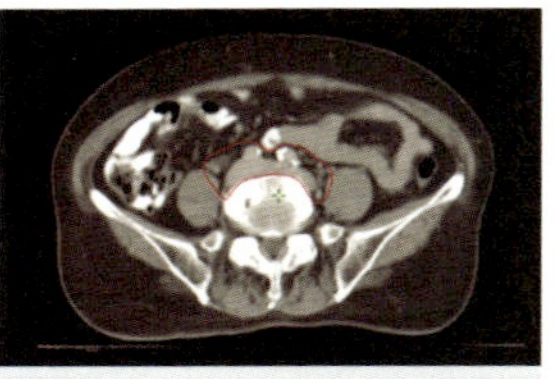

▲图18-10　盆腔淋巴引流区（髂总淋巴结引流区层面），红色为CTV

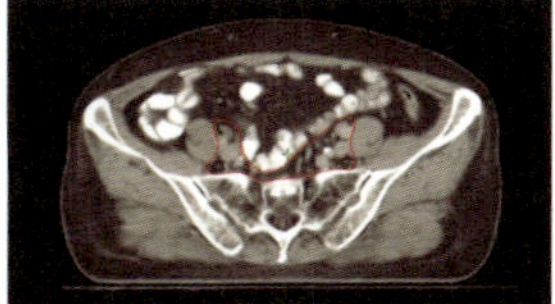

▲图18-11　盆腔淋巴引流区（骶前淋巴结引流区及髂总层面），红色为CTV

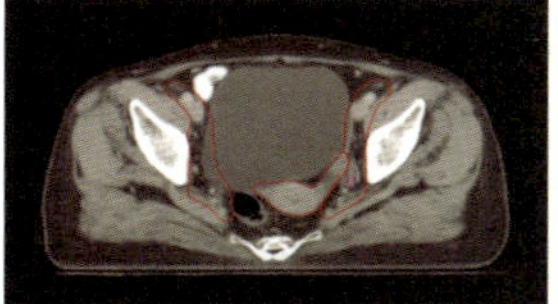

▲图18-12　红色为CTV宫体、宫旁、左附件、盆腔淋巴引流区（髂内、髂外淋巴结引流区）；紫色为GTV-N盆腔肿大淋巴结，疑似转移

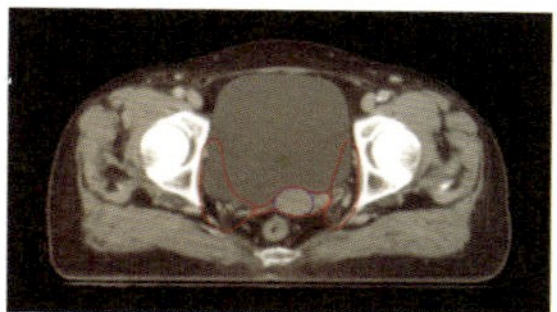

▲图 18-13　红色为 CTV 宫体、宫旁、盆腔淋巴引流区（髂内、闭孔淋巴结引流区）；蓝色为 GTV-T 宫颈瘤区

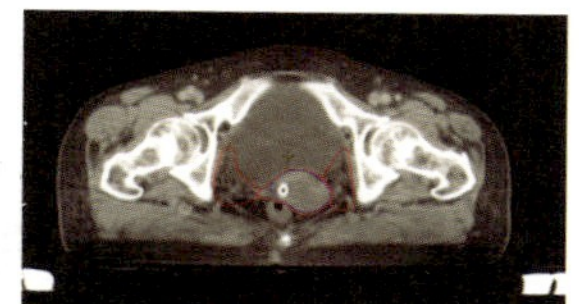

▲图 18-14　红色为 CTV 宫颈、宫旁、盆腔淋巴引流区（闭孔、髂内淋巴结引流区层面）；蓝色为 GTV 宫颈瘤区

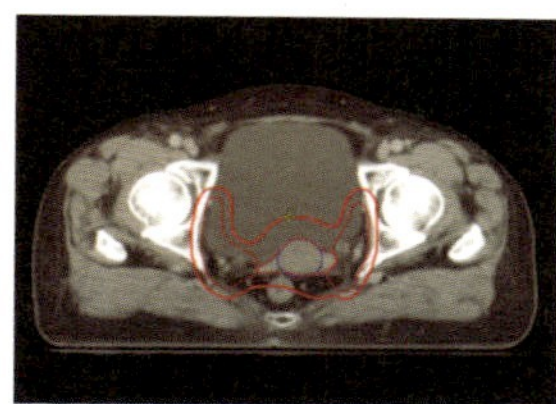

▲图 18-15　内圈的红色为 CTV，包含宫颈、宫旁、盆腔淋巴引流区（闭孔、髂内淋巴结引流区）；外圈的红色为 PCTV，由 CTV_1 与 CTV_2 外扩形成，其中宫颈区域考虑 ITV 共外扩 15mm；蓝色为 GTV-T 宫颈瘤区

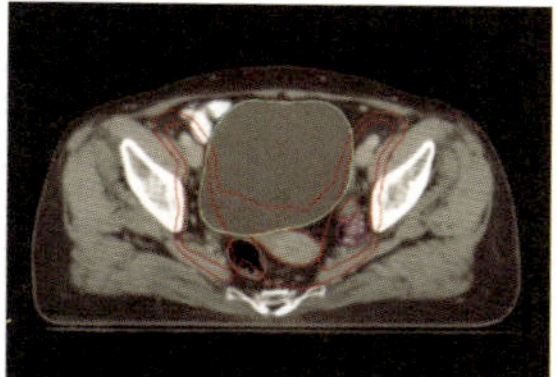

▲图 18-16　内圈的红色为 CTV，包含宫体、宫旁、左附件、盆腔淋巴引流区（髂内、髂外、闭孔）；外圈的红色为 PCTV，由 CTV_1 与 CTV_2 外扩形成，其中宫体区域考虑 ITV 外扩 15mm；内圈的紫色为 GTV-N，外圈的紫色为 GTV-N 外扩 5mm 形成的 PGTV-N

二维近距离治疗：具体见图 18-17。

(3) ⅢC_1 期（FIGO 2018 版）/ⅢB（FIGO 2009 版）病例：女性 /44 岁，接触性阴道出血，宫颈活检病理为鳞癌。妇科查体显示，宫颈肿物 4cm×5cm，左侧累及骶主韧带达盆壁，右侧软。盆腔 MRI 显示，

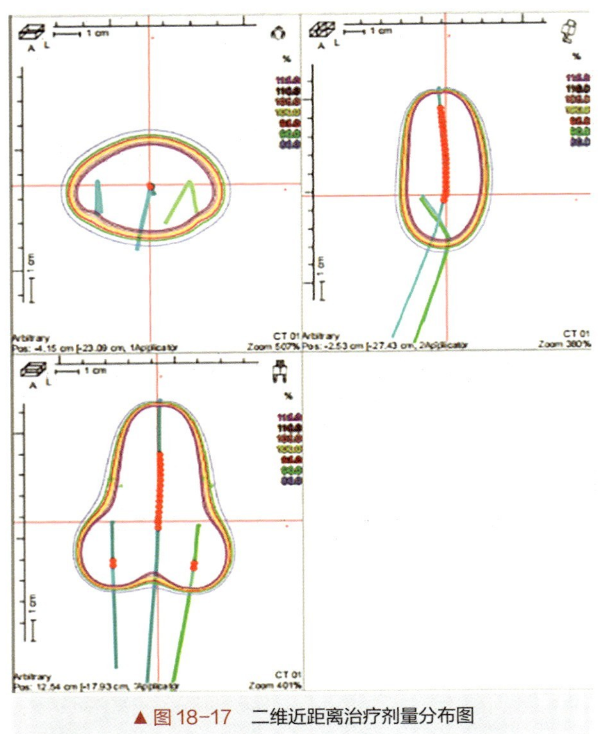

▲图 18-17　二维近距离治疗剂量分布图

宫颈肿物4cm×4.5cm，未累及宫体，左侧宫旁受累，盆腔多发转移淋巴结。PET/CT 显示，宫颈肿物，右髂总及髂外血管旁淋巴结转移，SUV_{max}13.1。外照射后近距离前妇科查体显示，宫颈口肿物直径3cm，阴道光滑，左侧宫旁缩短，双侧软。盆腔MRI 显示，宫颈管内肿物 2cm×2.4cm。

外照射靶区勾画：具体见图 18-18 至图 18-25。

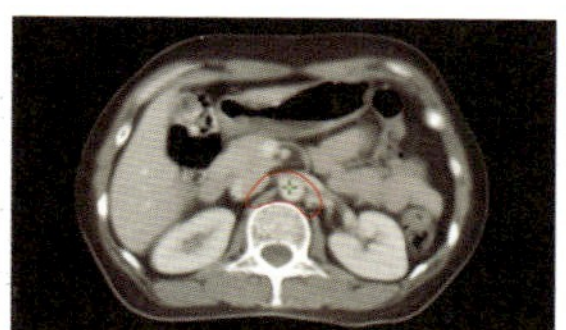

▲图 18-18　腹膜后淋巴引流区（腹主动脉层面），红色为 CTV

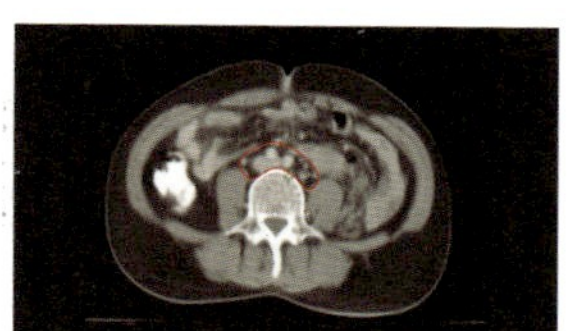

▲图 18-19　盆腔淋巴引流区（髂总血管层面），红色为 CTV

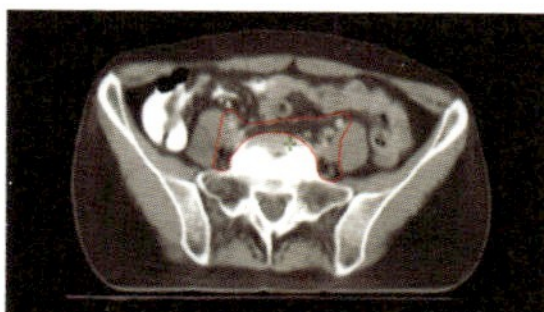

▲图 18-20　盆腔淋巴引流区（髂总及骶前层面），红色为 CTV

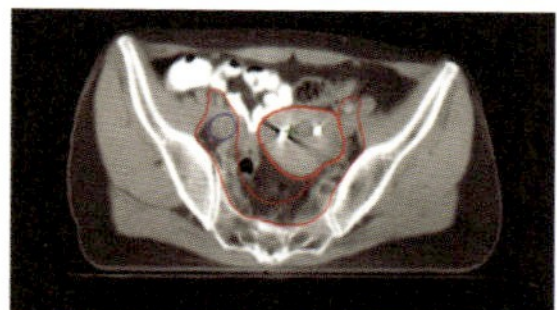

▲图 18-21　红色为 CTV，宫体、盆腔淋巴引流区（骶前、髂内、髂外层面）；蓝色为 GTV-N，盆腔转移淋巴结

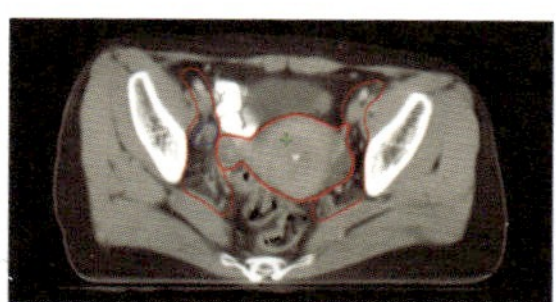

▲图 18-22　红色为 CTV，宫体、宫旁、附件、盆腔淋巴引流区（髂外、髂内层面）；蓝色为 GTV-N，盆腔转移淋巴结

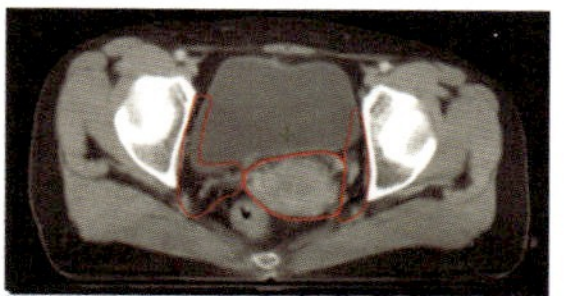

▲图 18-23　宫颈、宫旁、盆腔淋巴引流区（髂内、闭孔层面），红色为 CTV

三维腔内近距离靶区勾画：具体见图 18-26 至图 18-31。

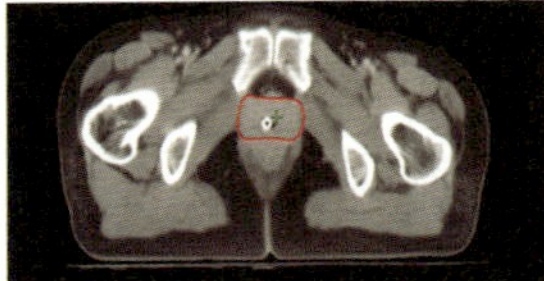

▲图 18-24　阴道层面，红色为 CTV

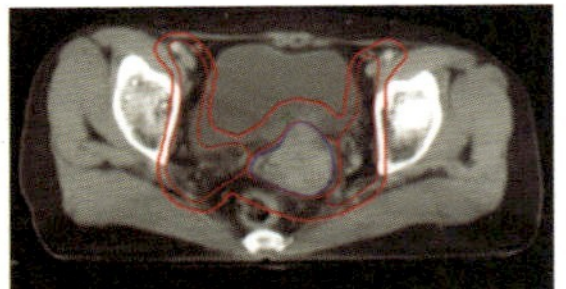

▲图 18-25　红色为内侧 CTV，宫颈、宫旁、盆腔淋巴引流区（髂内、髂外、闭孔层面）；红色为外侧 PCTV，CTV_1、CTV_2 外扩形成 PCTV，其中宫颈层面考虑 ITV 外扩增加至 15mm；蓝色为 GTV-T 宫颈瘤区

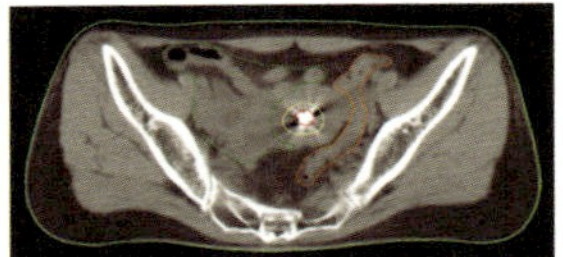

▲图 18-26　红色为 HR-CTV，黄色为 IR-CTV，橘色为乙状结肠，深绿色为小肠

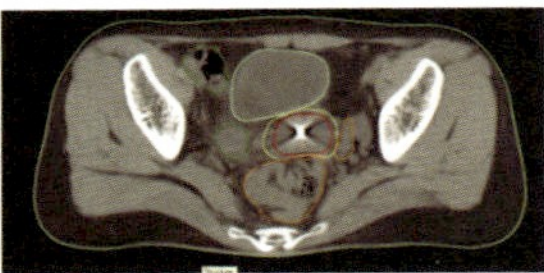

▲图 18-27　红色为 HR-CTV，黄色为 IR-CTV，浅绿色为膀胱，橘色为乙状结肠，深绿色为小肠

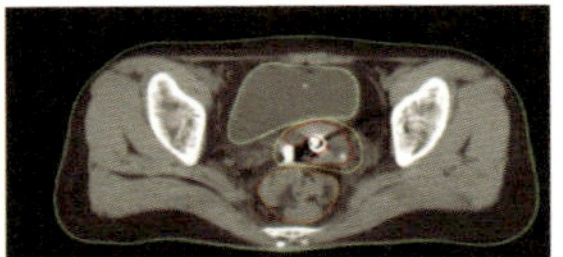

▲图 18-28　红色为 HR-CTV，黄色为 IR-CTV，浅绿色为膀胱，橘色为乙状结肠

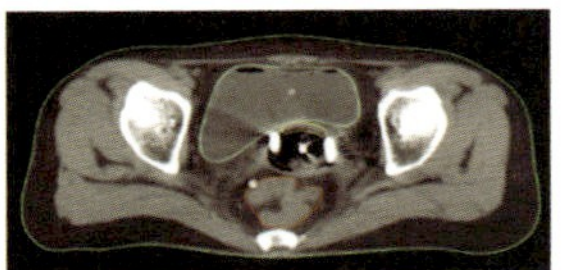

▲图 18-29　黄色为 IR-CTV，浅绿色为膀胱，橘色为乙状结肠

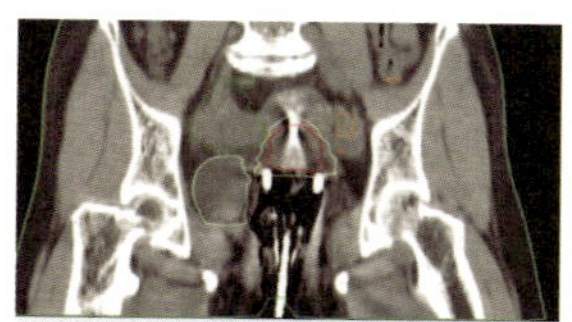

▲图 18-30　冠状位，红色为 HR-CTV，黄色为 IR-CTV，浅绿色为膀胱，橘色为乙状结肠，深绿色为小肠

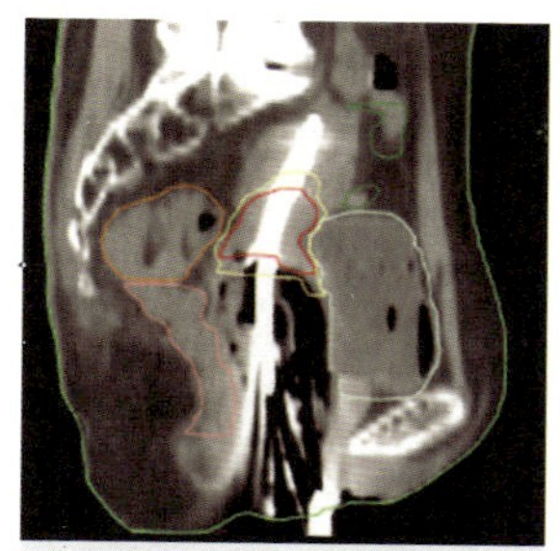

▲图 18-31　矢状位，红色为 HR-CTV，黄色为 IR-CTV，浅绿色为膀胱，粉色为直肠，橘色为乙状结肠，深绿色为小肠

(4) ⅣA 期病例：女性 /55 岁，绝经后阴道出血，骶尾部疼痛。宫颈活检病理为鳞癌。妇科查体显示，宫颈失去正常形态，增大 5cm×6cm，累及阴道上 1/3，向前方、左侧及左后方固定，右侧软，凸入直肠内，直肠内可及 1cm 肿物。盆腔 MRI 显示，宫颈肿物累及子宫体积阴道上 1/3，侵犯至左盆壁、骶骨前缘，病变后缘与直肠分界不清，不排除直肠受累，膀胱右后壁及右附件受累可能性大，盆腔及腹股沟多发转移淋巴结。外照射后近距离前妇科检查显示，宫颈增大 4cm，阴道左侧 1/3 增厚，黏膜光滑，左侧主韧带、宫骶韧带增厚达盆壁固定，右侧软，直肠内黏膜光滑，活动度差。盆腔 MRI 显示，宫颈病变 3.55cm×2.8cm 较前变小，累及宫体及左侧盆壁较前略减轻，与直肠前壁分界、

膀胱后壁似有分界，淋巴结转移较前缩小。

外照射靶区勾画：具体见图 18-32 至图 18-39。

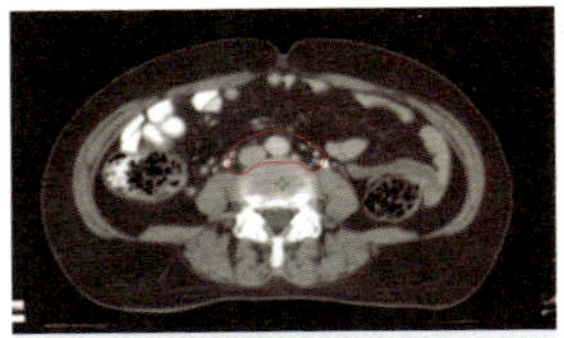

▲图 18-32 盆腔淋巴引流区（左右髂总汇合层面），红色为 CTV

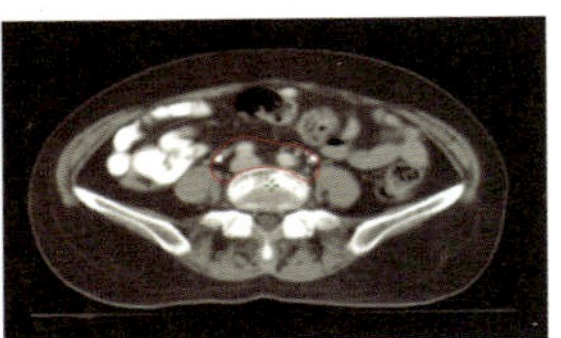

▲图 18-33 盆腔淋巴引流区（髂总层面），红色为 CTV

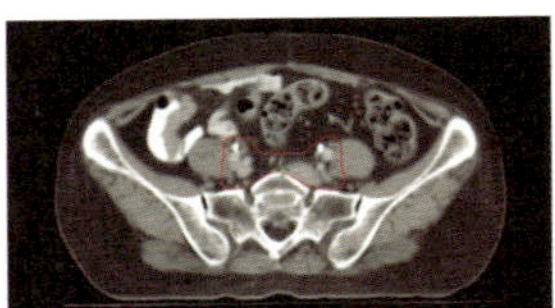

▲图 18-34 盆腔淋巴引流区（髂总、骶前层面），红色为 CTV

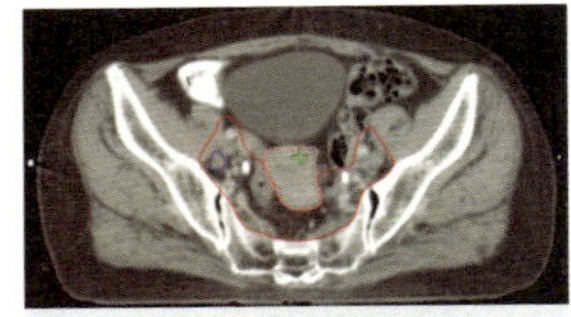

▲图 18-35 粉色为宫体；红色为 CTV，盆腔淋巴引流区（骶前、髂内、髂外层面）；蓝色为 GTV-T，盆腔转移淋巴结

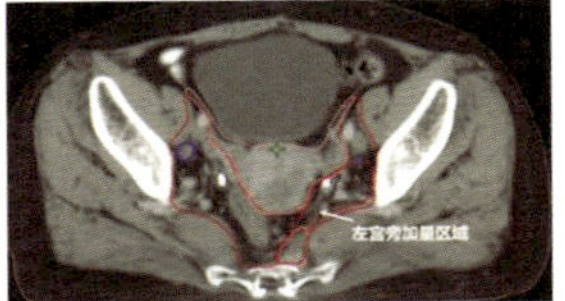

▲图 18-36 粉色为宫体和附件；红色为 CTV，盆腔淋巴引流区（髂外、髂内、闭孔、骶前、直肠周层面）；蓝色为 GTV-N，盆腔转移淋巴结

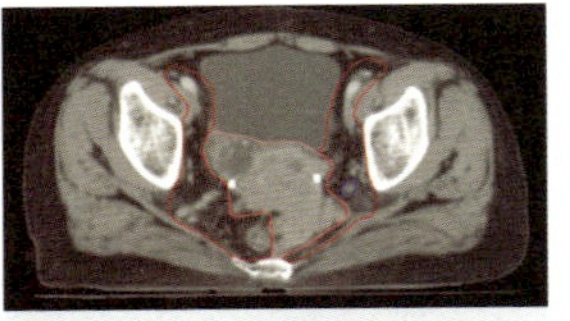

▲图 18-37 粉色为宫颈及左侧宫旁、膀胱右后方受累区域；红色为 CTV，宫旁、盆腔淋巴引流区（髂外、髂内、闭孔、直肠周层面）；蓝色为 GTV-N，盆腔转移淋巴结

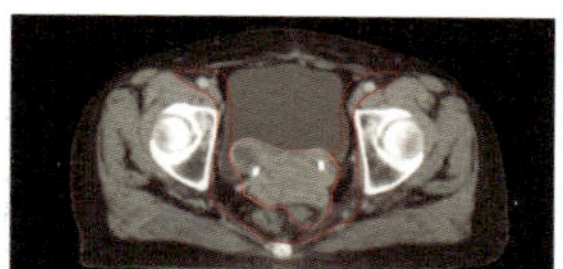

▲图 18-38　粉色为宫颈及左侧宫旁、膀胱右后方受累区域；红色为 CTV，盆腔淋巴引流区（髂外、闭孔、髂内、直肠周层面）及腹股沟淋巴引流区

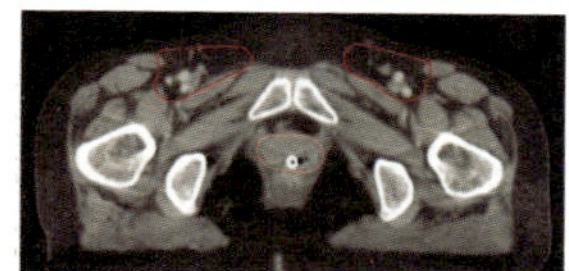

▲图 18-39　粉色为阴道；红色为 CTV，腹股沟淋巴引流区

三维腔内联合组织间插植近距离靶区勾画：具体见图 18-40 至图 18-47。

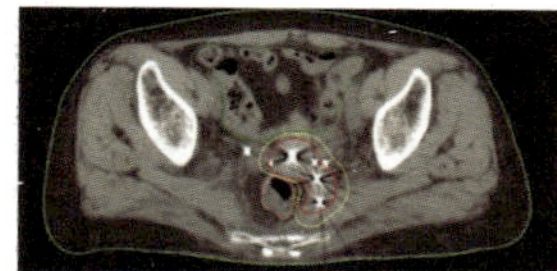

▲图 18-40　红色为 HR-CTV，黄色为 IR-CTV，橘色为乙状结肠，深绿色为小肠

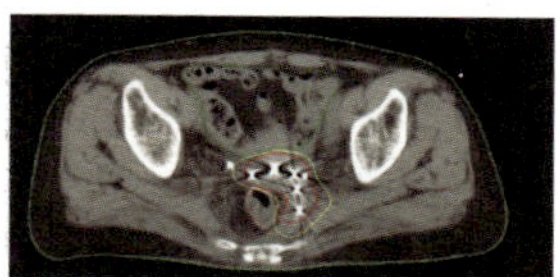

▲图 18-41　红色为 HR-CTV，黄色为 IR-CTV，粉色为直肠，深绿色为小肠

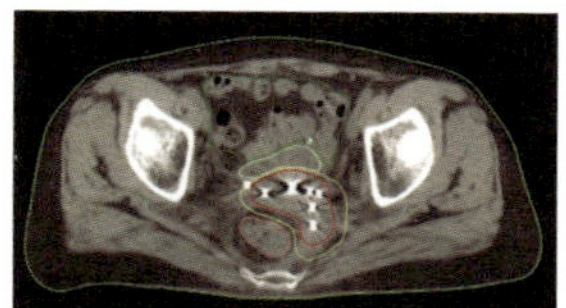

▲图 18-42　红色为 HR-CTV，黄色为 IR-CTV，浅绿色为膀胱，粉色为直肠，深绿色为小肠

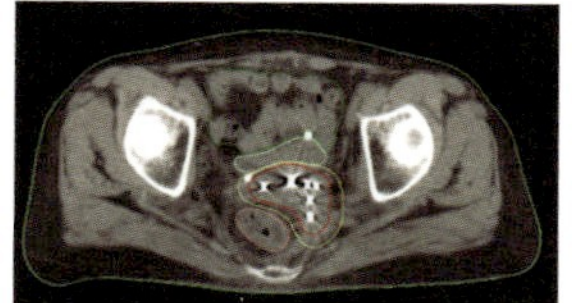

▲图 18-43　红色为 HR-CTV，黄色为 IR-CTV，浅绿色为膀胱，粉色为直肠，深绿色为小肠

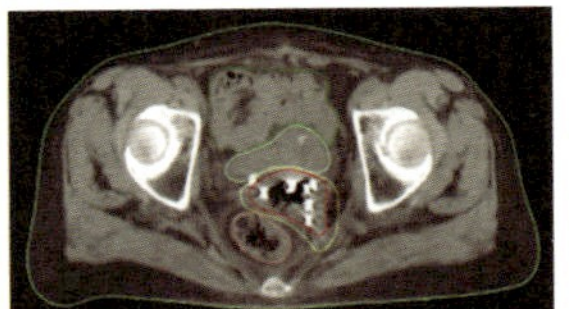

▲图 18-44　红色为 HR-CTV，黄色为 IR-CTV，浅绿色为膀胱，粉色为直肠，深绿色为小肠

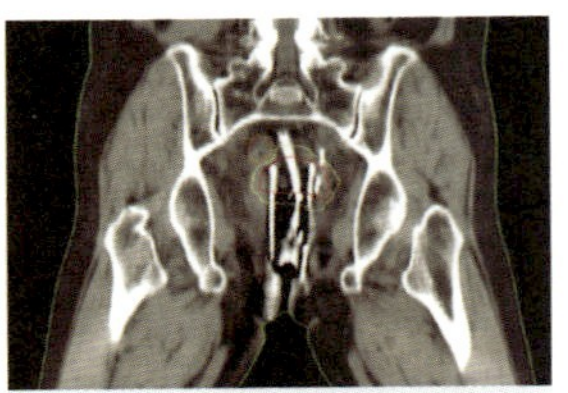

▲图 18-45　冠状位，红色为 HR-CTV，黄色为 IR-CTV，橘色为乙状结肠

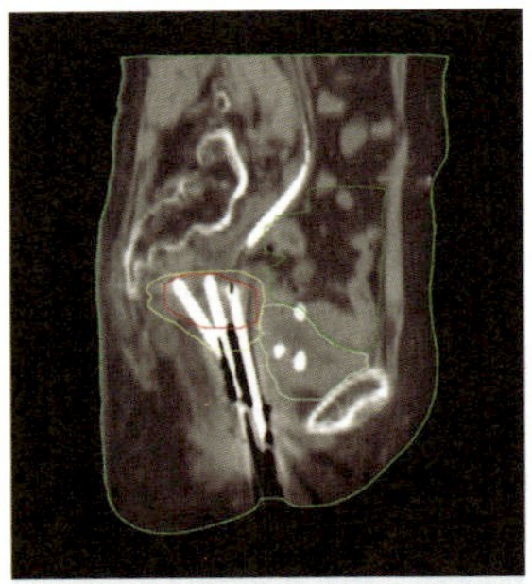

▲图 18-46　矢状位插植针方向，红色为 HR-CTV，黄色为 IR-CTV，浅绿色为膀胱，深绿色为小肠

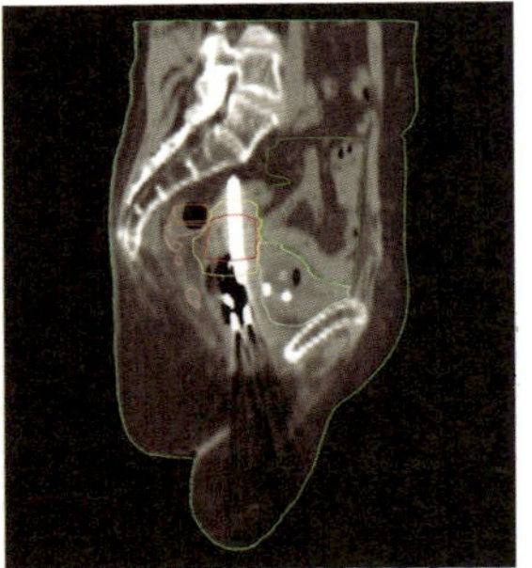

▲图 18-47　矢状位宫腔管方向，红色为 HR-CTV，黄色为 IR-CTV，浅绿色为膀胱，粉色为直肠，橘色为乙状结肠，深绿色为小肠

（孟庆宇　晏俊芳）

第 19 章　子宫内膜癌

一、基本特点

子宫内膜癌是发达国家最常见、我国居第 2 位的妇科恶性肿瘤。可能的病因包括高水平的雌激素（可能由肥胖、糖尿病、高脂肪饮食引起）、初潮早、未育、绝经延迟、林奇综合征、高龄、应用激素替代和长期服用他莫昔芬等。

二、诊断

依据病史和临床表现，通过体格检查（尤其是妇科查体）、分段诊刮、血液学检查、肿瘤标志物（CA125、CA19-9），盆腔增强 MRI、腹盆增强 CT 或妇科超声、PET/CT 等影像学检查，以及病理检查等为诊断提供依据。

三、临床分期

具体见表 19–1。

表 19–1　临床分期
T 分期
Tx：原发肿瘤不能被评估
T_0：没有原发肿瘤证据

（续　表）

T_1：Ⅰ期肿瘤局限于子宫体，包括宫颈黏膜腺体受累

T_{1a}：ⅠA 期肿瘤局限于子宫内膜或浸润＜1/2 肌层

T_{1b}：ⅠB 肿瘤浸润深度≥1/2 肌层

T_2：Ⅱ期肿瘤侵犯宫颈间质，但未超出子宫

T_3：Ⅲ期肿瘤侵犯浆膜、附件、阴道或宫旁

T_{3a}：ⅢA 期肿瘤侵犯浆膜和（或）附件（直接蔓延或转移）

T_{3b}：ⅢB 期肿瘤侵犯阴道（直接蔓延或转移）或宫旁受累

T_4：ⅣA 期肿瘤侵犯膀胱黏膜和（或）肠道黏膜（大疱样水肿除外）

N 分期

Nx：区域淋巴结不能评估

N_0：没有区域淋巴结转移

N_1：ⅢC_1 期盆腔淋巴结转移

N_{1mi}：ⅢC_1 期盆腔淋巴结转移（转移淋巴结直径≤2mm）

N_{1a}：ⅢC_1 期盆腔淋巴结转移（转移淋巴结直径＞2mm）

N_2：ⅢC_2 期腹主动脉旁淋巴结转移 ± 盆腔淋巴结转移

N_{2mi}：ⅢC_2 期腹主动脉旁淋巴结转移 ± 盆腔淋巴结转移（转移淋巴结直径≤2mm）

N_{2a}：ⅢC_2 期腹主动脉旁淋巴结转移 ± 盆腔淋巴结转移（转移淋巴结直径＞2mm）

M 分期

M_0：没有远处转移

M_1：ⅣB 期远处转移（包括腹股沟淋巴结转移、腹腔内转移、肺转移、肝转移或骨转移等）

G 分级

G_1：高分化

G_2：中分化

G_3：低分化

（续 表）

TCGA 分子分型
POLE 超突变型
微卫星不稳定型
低拷贝数型
高拷贝数型

四、治疗原则

子宫内膜癌治疗以手术为主，尤其是子宫内膜癌分期术，放疗适用于各期子宫内膜癌。

1. 初治子宫内膜癌

(1) FIGO（2009 版）Ⅰ期：首选手术，主要推荐术式为子宫内膜癌分期术，术后据病理分级、危险因素分层酌情选择辅助治疗。不宜手术者，可行根治性放疗（近距离放疗 ± 外照射）。术后高危因素包括年龄＞60 岁，脉管癌栓，深肌层浸润，G_2/G_3。高危组包括 50—69 岁存在 2 个高危因素，18—50 岁存在 3 个高危因素。

ⅠA 期 $G_{1\sim2}$：术后观察，或阴道近距离放疗[LVSI 和（或）年龄≥60 岁]。

ⅠA 期 G_3：术后阴道近距离放疗，或术后观察（没有肌层浸润时），或外照射（有术后高危因素时）。

ⅠB 期 G_1：术后阴道近距离放疗。

ⅠB 期 G_2：术后阴道近距离放疗，或外照射（有术后高危因素时）。

ⅠB 期 G_3：外照射放疗 ± 阴道近距离放疗 ± 系统治疗。

ⅠC 期：术后需行外照射放疗 ± 阴道近距离放疗 ± 系统治疗。

(2) FIGO（2010 版）Ⅱ期：首选子宫内膜癌分期术，术后辅助外照射＋阴道近距离放疗 ± 系统治疗。若不能手术，可行根治性放疗（外照射＋近距离放疗）± 系统治疗。

(3) FIGO（2010 版）Ⅲ～ⅣA 期：首选子宫内膜癌分期术，术后辅助外照射 ± 阴道近距离放疗 ± 系统治疗。若为低分级的子宫内膜样癌，系统治疗可仅为抗雌激素的内分泌治疗；若为高分级的子宫内膜样癌、透明细胞癌、浆液性乳头状癌，术后以化疗等系统治疗为主。若不能手术，可行根治性放疗（外照射＋近距离放疗）± 系统治疗。

(4) FIGO（2010 版）ⅣB 期：若为低分级的子宫内膜样癌，仍推荐子宫内膜癌分期术，术后抗雌激素内分泌治疗 ± 姑息放疗；若为高分级的子宫内膜样癌、透明细胞癌、浆液性乳头状癌，推荐系统治疗 ± 姑息放疗。

2. 复发性子宫内膜癌

(1) 复发位置既往未接受过放疗：手术切除 ± 术中放疗，残留病灶行外照射 ± 阴道近距离放疗 ± 系统治疗；也可直接选择外照射 ± 阴道近距离

放疗 ± 系统治疗。

(2) 复发位置既往接受过放疗：既往仅接受过阴道近距离放疗，处理与既往未接受过放疗者相同；若既往接受过盆腔外照射放疗，考虑手术探查 + 切除 ± 术中放疗 ± 系统治疗，或单纯系统治疗，或姑息性放疗 ± 系统治疗。

(3) 孤立性转移：考虑手术切除 ± 外照射放疗 ± 系统治疗，或立体定向放疗 ± 系统治疗；对于不能切除的病灶或再次复发，先系统治疗 ± 姑息放疗，若系统治疗后肿瘤消退较好，残留病灶局限也可手术。

(4) 广泛转移：系统治疗 ± 姑息放疗，或支持治疗。

五、放疗

1. 模拟定位

(1) 外照射定位：参见第 18 章。

(2) 近距离放疗定位：定位前排空直肠，适度充盈膀胱，仰卧位，双腿平放。常规模拟定位机定位时，提前 1.5～2 小时口服硫酸钡溶液，以观察阴道顶端与小肠的距离。CT 定位时，提前 1.5～2 小时口服稀释的复方泛影葡胺溶液 200ml。扫描上界为髂嵴，扫描下界为阴道口。层厚不超过 3mm。

2. 术后放疗外照射靶区的定义和勾画

参见第 18 章。

3. 根治性放疗外照射靶区定义和勾画

(1) GTV：定义为妇科查体、内镜检查、CT/MRI/PET 多模态影像综合所见的病灶。

GTV-T：为妇科查体结合 MRI 上所见的子宫体及邻近的宫旁、宫颈、附件、阴道受累的肿瘤病灶。

GTV-N：为 CT/MRI/PET 多模态影像综合所见的腹盆腔转移淋巴结。转移淋巴结定义为 CT 横断面图像上淋巴结短径≥1cm，或 PET/CT 或 MRI-DWI 等功能影像提示代谢异常的淋巴结。

(2) CTV：定义和勾画参见第 18 章。

4. 术后腔内三维近距离放疗靶区定义和勾画

CTV：指阴道顶端和（或）残留病灶，以及阴道高危复发区域，包括阴道上段 1/3～1/2 的黏膜、黏膜下脉管淋巴管，通常为阴道施源器外扩 5mm 范围（尽量选用适合于患者阴道最大尺寸的施源器将阴道褶皱完全撑开）。若阴道残端阳性或距切缘较近或ⅢB 期或特殊病理类型（透明细胞癌或浆液性乳头状癌），建议增加驻留长度，ⅢB 期可考虑全阴道照射。

5. 根治性放疗三维近距离治疗靶区定义和勾画

(1) GTV：MRI T_2 相所示宫体瘤区（灰区）。

(2) CTV：包括全部子宫体、宫颈及邻近受累的阴道、宫旁区域。

(3) PCTV：CTV 向 A/P/R/L 外扩 6～8mm，向 S/I 外扩 8～10mm 形成，其中宫颈、宫体考虑 ITV 适当增加外扩。

6. 重要器官勾画

参见第 18 章。

7. 靶区处方剂量

(1) 外照射处方剂量：参见第 18 章。

(2) 术后腔内近距离放疗处方剂量：应用高剂量率照射时建议用低剂量多分次，每次 4～6Gy，每周 2 次。术后单纯腔内放疗者推荐剂量 30Gy，常用剂量分割模式有 7Gy×3f 或 6Gy×5f。联合外照射者推荐剂量 10～20Gy，常用剂量分割模式有 4～6Gy×2～3f。

(3) 根治性放疗近距离治疗处方剂量：常用分割模式有 7Gy×4 次，或 6Gy×5 次，每周 1～2 次。与外照射结合时需计算 $EQD2_{外+内}$，可参见第 18 章公式。

8. 重要器官限量

参见第 18 章。

9. 靶区勾画示例

(1) Ⅰ期术后：女性/45岁，子宫内膜癌分期术后病理显示，子宫体中分化子宫内膜样癌，浸润深度达2/3肌层，无脉管瘤栓，子宫下段无受累，阴道切缘阴性，左髂血管旁淋巴结0/8，右髂血管旁淋巴结0/7（图19-1至图19-3）。

(2) Ⅱ～Ⅲ期术后：女性/56岁，子宫内膜癌分期术后病理显示，子宫体低分化子宫内膜样癌，浸润深度达1/2肌层，大量脉管瘤栓，子宫下段受

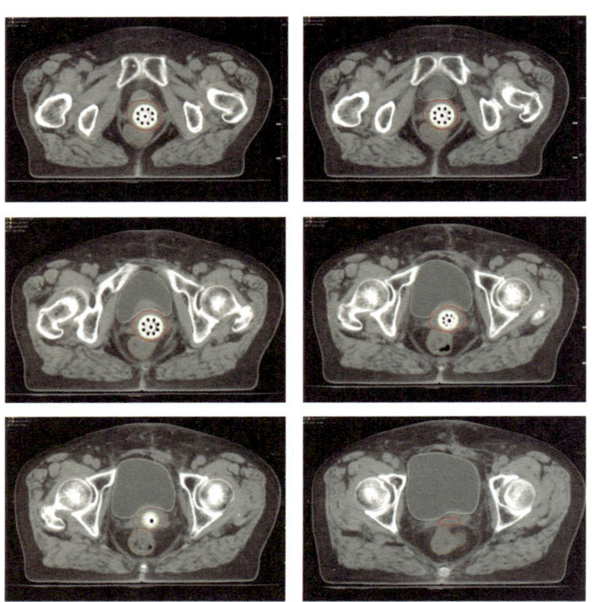

▲图19-1　红色为CTV，绿色为膀胱，橘色为直肠

累，宫颈间质受累，阴道切缘阴性，左髂血管旁淋巴结 0/10，右髂血管旁淋巴结 2/7，腹主动脉旁淋巴结 0/3（图 19-4 至图 19-11）。

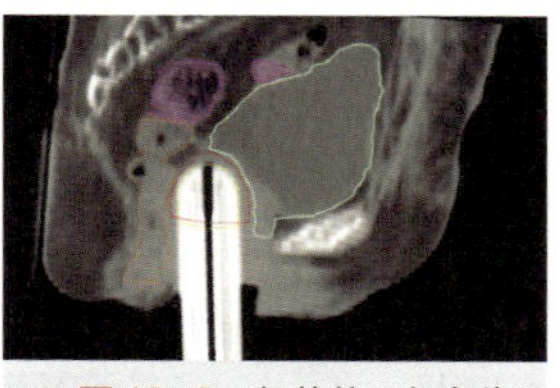

▲图 19-2　矢状位，红色为 CTV，绿色为膀胱，橘色为直肠，紫色为乙状结肠

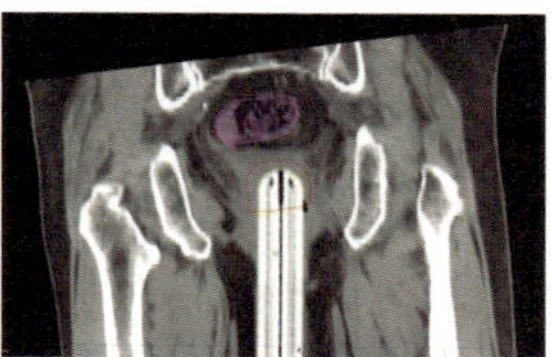

▲图 19-3　冠状位，红色为 CTV，紫色为乙状结肠

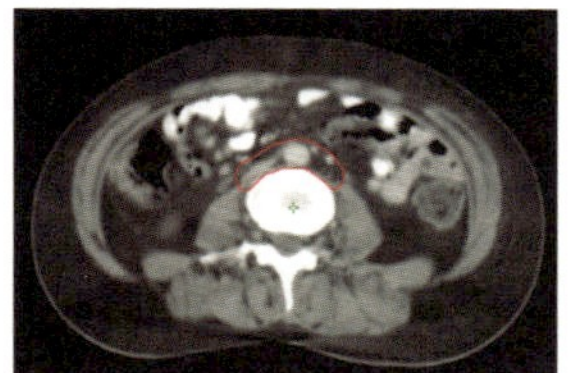

▲图 19-4　盆腔淋巴引流区（左右髂总汇合层面），红色为 CTV

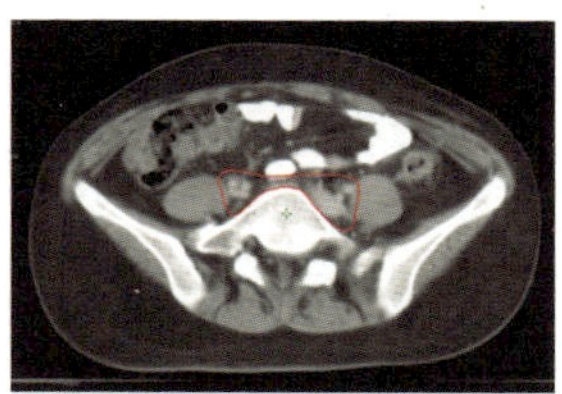

▲图 19-5　盆腔淋巴引流区（髂总层面），红色为 CTV

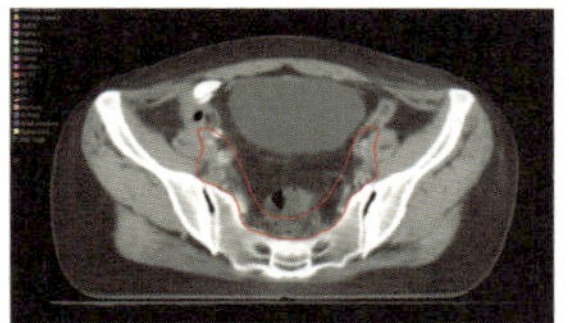

▲图 19-6　盆腔淋巴引流区（骶前、双侧髂总层面），红色为 CTV

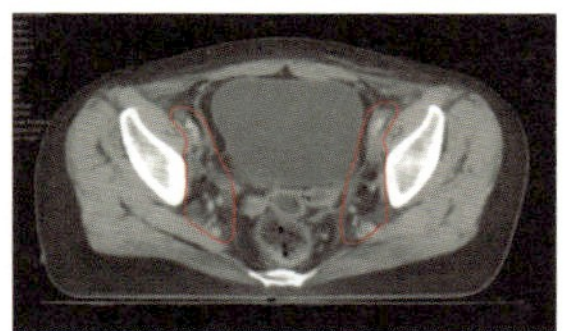

▲图 19-7　宫旁、盆腔淋巴引流区（髂外、髂内、闭孔层面），红色为 CTV

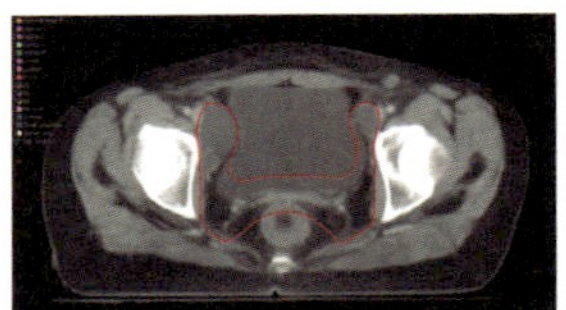

▲图 19-8　阴道残端、阴道旁、淋巴囊肿、盆腔淋巴引流区（髂内、闭孔、髂外层面），红色为 CTV

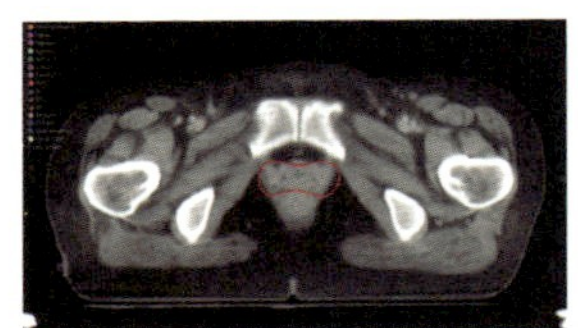

▲图 19-9　阴道，红色为 CTV

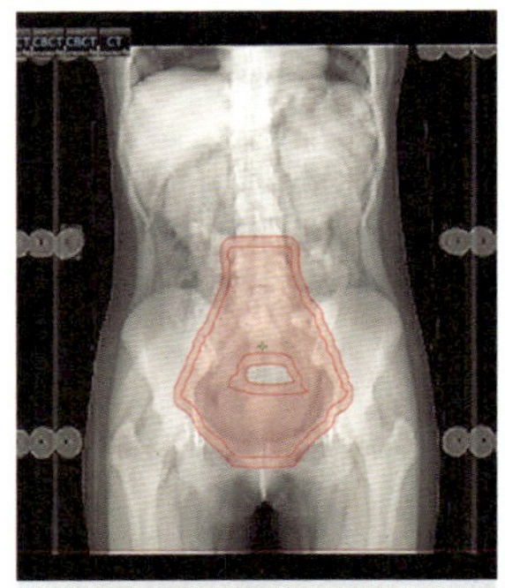

▲图 19-10　冠状位 CTV、PCTV

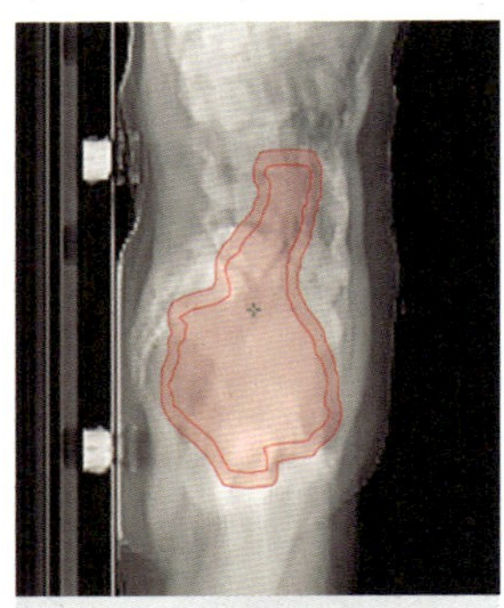

▲图 19-11　矢状位 CTV、PCTV

(3) 根治性放疗近距离治疗（单纯近距离治疗）：女性 /82 岁，绝经后阴道出血就诊，盆腔 MRI 显示，子宫体略增大，子宫内膜增厚，无明显肌层受累，未见盆腔淋巴结转移。分段诊刮病理显示，高分化子宫内膜样癌。既往史为糖尿病 40 年，高血压病 35 年，冠心病支架置入术后 10 年（图 19-12 至图 19-19）。

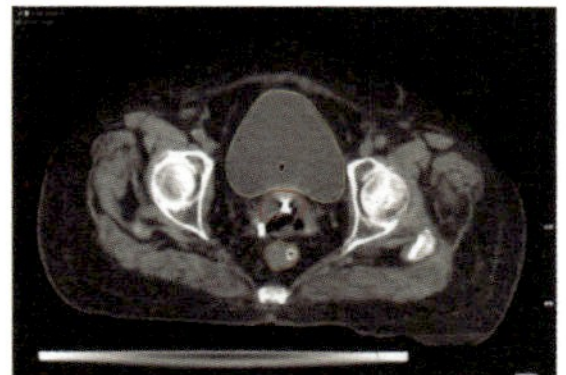

▲图 19-12　红色为 CTV，黄色为膀胱，橘色为直肠

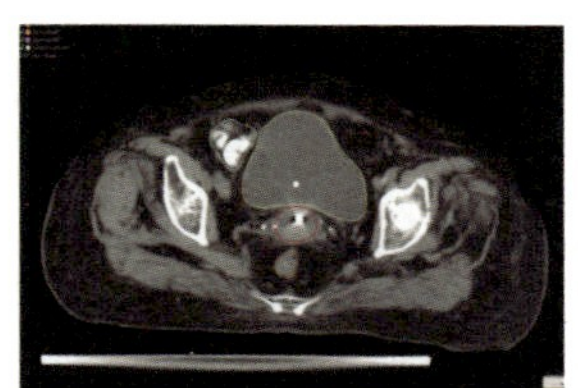

▲图 19-13　红色为 CTV，黄色为膀胱，橘色为直肠，绿色为小肠

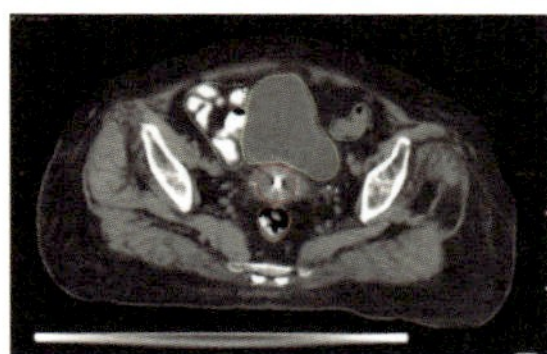

▲图 19-14　红色为 CTV，黄色为膀胱，橘色为直肠，绿色为小肠

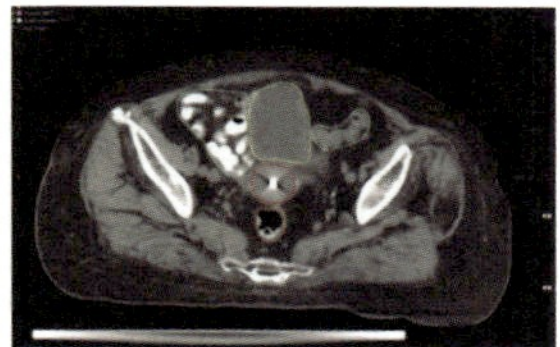

▲图 19-15　红色为 CTV，黄色为膀胱，橘色为直肠，绿色为小肠

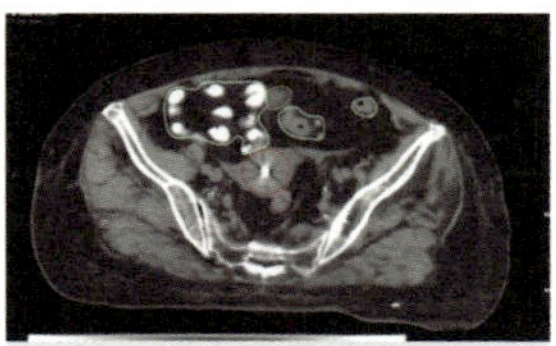

▲图 19-16　红色为 CTV，黄色为膀胱，橘色为直肠，绿色为小肠，紫色为乙状结肠

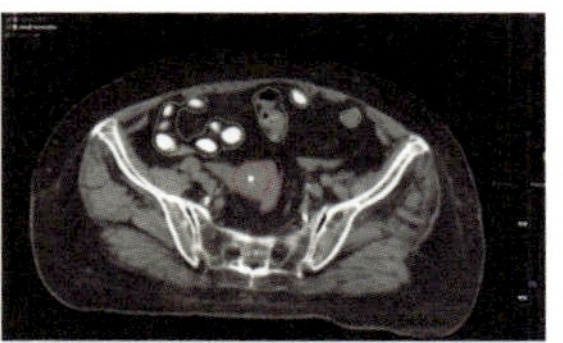

▲图 19-17　红色为 CTV，绿色为小肠，紫色为乙状结肠

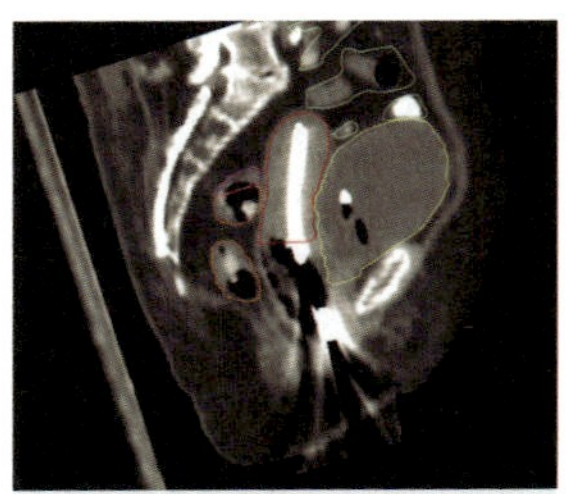

▲图 19-18　矢状位，红色为 CTV，黄色为膀胱，橘色为直肠，绿色为小肠，紫色为乙状结肠

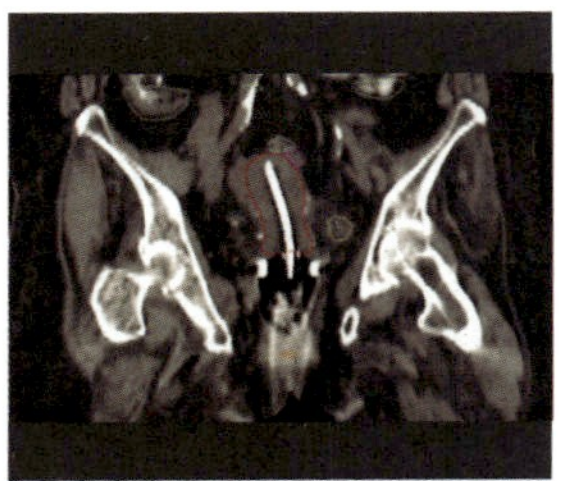

▲图 19-19　冠状位，红色为 CTV，黄色为膀胱，橘色为直肠，绿色为小肠，紫色为乙状结肠

（孟庆宇　晏俊芳）

第 20 章　外阴癌

一、基本特点

外阴癌是一种少见的妇科恶性肿瘤，约占妇科恶性肿瘤的 5%。主要发生于绝经后女性，但随 HPV 感染的增加，发病率呈增长趋势，有年轻化的趋势。常见的发病部位为大阴唇，此外也可发生于小阴唇、阴蒂、会阴、尿道口、肛周等部位。已知的病因包括 HPV 感染或硬化苔藓病变。

1. 外阴的解剖

女性外阴包括阴阜、大小阴唇、阴蒂、阴道前庭和会阴，位于两股内侧，前为耻骨联合，后为会阴。会阴是指阴道口与肛门之间的软组织。阴阜是覆盖在耻骨联合上的脂肪组织，有皮肤层及阴毛生长。菱形区为阴道前庭，包括前庭球（也称为球海绵体）、前庭大腺（也称为巴氏腺，开口于前庭后方小阴唇与处女膜之间的沟内）、尿道口、阴道口与处女膜。小阴唇位于大阴唇内侧，两侧小阴唇内侧顶端为阴蒂（图 20–1）。

2. 外阴癌的蔓延和转移

外阴癌的转移途径有三条：局部生长和侵犯邻近的器官，通过淋巴管引流至腹股沟淋巴结，血行传播至远处器官。如外阴癌灶逐渐增大，可

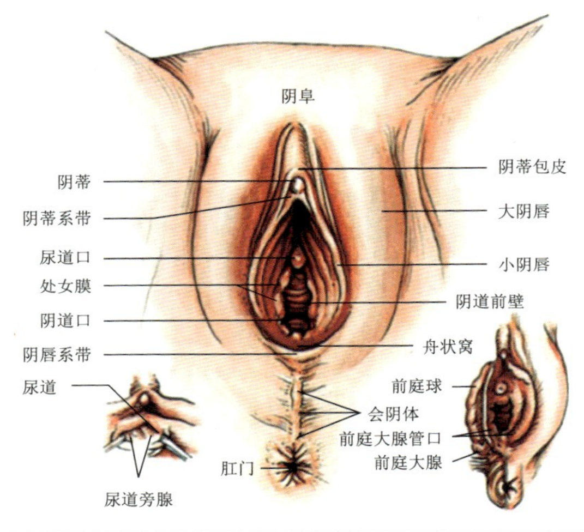

▲图 20-1 外阴的解剖结构

沿皮肤、黏膜向内侵及阴道和尿道，向后侵犯肛门，晚期可累及直肠和膀胱。外阴淋巴管丰富，两侧交通形成淋巴网。癌灶多向同侧淋巴结转移，腹股沟浅群淋巴结是发生转移的最常见部位。淋巴结受累通常是逐级进行的，一般从腹股沟浅群到腹股沟深群，然后到盆腔淋巴结。如果同侧腹股沟淋巴结没有发生转移，而直接转移到对侧腹股沟或者盆腔淋巴结很少见。阴蒂区癌灶常向两侧侵犯并可绕过腹股沟浅淋巴结直接至股深淋巴结。若癌灶累及尿道、阴道、直肠、膀胱，可直接进入盆腔淋巴结。局部晚期病灶可沿皮下淋巴管转移，形成皮下多发结节。外阴癌晚期可经血行播散到肺、骨、肝脏等。超出腹股沟区的淋巴结转移为远处转移。

腹股沟淋巴结分为浅深两组，也有习惯称腹股沟浅淋巴结为腹股沟淋巴结，将腹股沟深淋巴结称为股淋巴结。两组淋巴结合称为腹股沟股淋巴结。腹股沟浅淋巴结部分与腹股沟韧带平行，部分沿大隐静脉两侧走向，淋巴结较大，数目较多，共有 4～25 个，平均 8 个。腹股沟深淋巴结位置局限于宽筋膜的卵圆孔内，位于股静脉内侧，而股静脉与股动脉之间或股动脉外侧方都没有淋巴结，位置在大隐静脉进入股静脉入口处的上方或下方，数目很少，仅 1～3 个，体积也小（图 20-2）。

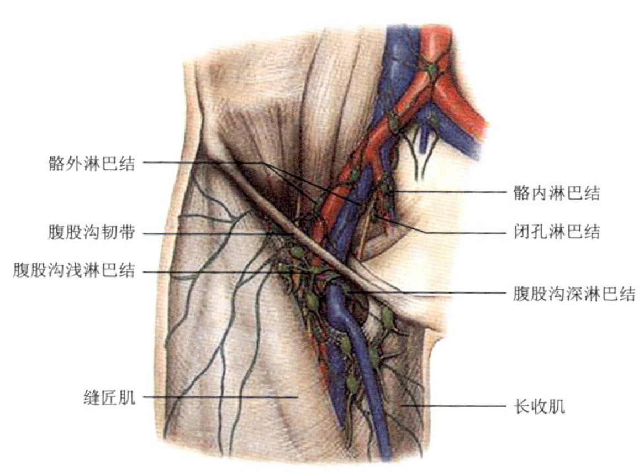

▲图 20-2　腹股沟淋巴结

3. 外阴癌的症状

外阴癌常见的症状为不易治愈的外阴瘙痒，结节状、菜花样、溃疡状肿块，易合并感染，晚期可有疼痛、渗液及出血。此外，还有外阴出血或排液、排尿困难，或腹股沟肿大淋巴结。

二、诊断

对于直径＞2cm 的病灶，可直接在肿瘤部位钳取活检；而对于直径≤2cm 的早期外阴恶性肿瘤，可在局麻下行肿物完整切除活检，包括肿瘤、瘤周皮肤和皮下组织；或采用 Keyes 活检器，以准确评价肿瘤的浸润深度，指导个体化治疗。除了解病史、症状、进行体格检查、血尿便常规、肝肾功能、血清肿瘤标志物、HPV 检测、胸部 X 线或胸部 CT 检查外，还需要进行宫颈细胞学检查及阴道镜检查，有助于发现宫颈、阴道同时存在的病灶。对于晚期患者，需行外阴、盆腔和腹股沟区 CT 或 MRI 或 PET/CT。

鳞状细胞癌为主要的病理类型（＞80%），其次为恶性黑色素瘤（2%～4%），而基底细胞癌、疣状癌、外阴 Paget 病、非特异性腺癌、前庭大腺癌为较少见的组织学类型。本章内容仅讨论外阴鳞状细胞癌，黑色素瘤的治疗。

三、分期

具体见表 20-1 至表 20-3。

表 20-1　FIGO 分期（2009 版）

Ⅰ期：肿瘤局限于外阴或外阴和会阴

ⅠA 期：病灶直径≤2cm，肿瘤局限于外阴或会阴，间质浸润≤1.0mm*，无淋巴结转移

ⅠB 期：病灶直径>2cm 或间质浸润>1.0mm*，肿瘤局限于外阴或会阴，无淋巴结转移

Ⅱ期：无论肿瘤大小，肿瘤局部扩散至会阴邻近结构（尿道下 1/3、阴道下 1/3、肛门），无淋巴结转移

Ⅲ期：无论肿瘤大小、无论肿瘤局部是否扩散至会阴邻近结构（尿道下 1/3、阴道下 1/3、肛门），有腹股沟 - 股淋巴结转移

ⅢA 期：1 个淋巴结转移（≥5mm），或 1~2 个淋巴结转移（<5mm）

ⅢB 期：≥2 个淋巴结转移（≥5mm），或≥3 个淋巴结转移（<5mm）

ⅢC 期：淋巴结转移且包膜外扩散

Ⅳ期：肿瘤侵犯邻近区域其他结构（尿道上 2/3、阴道上 2/3）或远处器官

ⅣA 期：肿瘤侵犯上段尿道和（或）阴道黏膜、膀胱黏膜、直肠黏膜或固定于骨盆，或腹股沟 - 股淋巴结固定或呈溃疡状

ⅣB 期：任何远处部位转移，包括盆腔淋巴结转移

*. 浸润深度定义为肿瘤从最浅表的真皮乳头的上皮 - 间质交界处至浸润最深点的距离（适用于除恶性黑色素瘤以外的大多数外阴恶性肿瘤）

表 20-2　临床 TNM 分期（UICC/AJCC 第 8 版）

T 分期

Tx：原发肿瘤无法评估

T_0：没有原发肿瘤证据

T_1：肿瘤局限于外阴或外阴和会阴（多发病灶应同样按此分期，应根据直径最大或浸润最深的病灶定义最高的 pT 分期，肿瘤浸润深度是指肿瘤从最表浅的真皮乳头的上皮 - 间质交界处至浸润最深点的距离）

T_{1a}：肿瘤局限于外阴或会阴，无淋巴结转移，病灶直径≤2cm，间质浸润≤1.0mm

T_{1b}：肿瘤局限于外阴或会阴，无淋巴结转移，病灶直径＞2cm，间质浸润＞1.0mm

T_2：无论肿瘤大小，肿瘤局部扩散至会阴邻近结构（尿道下 1/3、阴道下 1/3、肛门），但无淋巴结转移

T_3：无论肿瘤大小，肿瘤侵犯下列任何器官，即上 2/3 尿道、上 2/3 阴道、膀胱黏膜、直肠黏膜或固定于骨盆

N 分期

Nx：区域淋巴结无法评估

N_0：没有淋巴结转移的证据

N_0（i+）：区域淋巴结有直径≤0.2mm 的孤立肿瘤细胞

N_1：腹股沟区有 1～2 个淋巴结转移（直径＜5mm），或 1 个淋巴结转移（直径≥5mm）

N_{1a}：1～2 个淋巴结转移（＜5mm）

N_{1b}：1 个淋巴结转移（≥5mm）

N_2：腹股沟区有≥3 个淋巴结转移（直径＜5mm），或≥2 个淋巴结转移（直径≥5mm），或阳性淋巴结出现包膜外扩散

N_{2a}：≥3 个淋巴结转移（＜5mm）

N_{2b}：≥2 个淋巴结转移（≥5mm）

N_{2c}：淋巴结转移且包膜外扩散

N_3：腹股沟淋巴结固定或溃疡形成

（续　表）

M 分期
M_0：没有远处转移
M_1：有远处转移，包括盆腔淋巴结转移

表 20-3　FIGO 分期（2009 版）与临床 TNM 分期（UICC/AJCC 第 8 版）的对照

FIGO 分期（2009版）	临床 TNM 分期（UICC/AJCC 第 8 版）		
	T	N	M
	Tx	Nx	
	T_0	N_0/N_0（i+）	M_0
Ⅰ期	T_1		M_0
ⅠA 期	T_{1a}		M_0
ⅠB 期	T_{1b}		M_0
Ⅱ期	T_2		M_0
Ⅲ期		N_1	M_0
ⅢA 期	$T_{任何}$	N_{1a}，N_{1b}	M_0
ⅢB 期	$T_{任何}$	N_{2a}，N_{2b}	M_0
ⅢC 期	$T_{任何}$	N_{2c}	M_0
Ⅳ期			M_0
ⅣA 期	T_3	任何 N	M_0
ⅣA 期	$T_{1\sim2}$	N_3	M_0
ⅣB 期	$T_{任何}$	任何 N（包括盆腔淋巴结转移）	M_1

四、治疗原则

随着对外阴癌生物学行为的认识，外阴癌的治疗模式发生了改变。早期肿瘤手术为主，具体术式趋向个体化；局部晚期肿瘤行手术联合放化疗，化疗以铂类为基础，可联合抗血管生成药物；晚期、转移肿瘤行姑息、对症支持治疗。此外，靶向治疗和免疫治疗在晚期、转移肿瘤治疗中逐渐取得新进展。手术切缘状态是外阴癌复发的主要预测因素。初次手术必须达到至少 1cm 的肉眼手术切缘，以保证镜下 8mm 以上的安全切缘。而当切缘阳性或切缘累及尿道、肛门或阴道时，切除过多的组织可能会导致较多的并发症和功能障碍，建议行辅助放疗。此外，切缘阳性或切缘近时是否选择再次手术，需要考虑淋巴结状态，当合并腹股沟淋巴结转移时，术后已有需要补充外照射放疗 ± 同步化疗的明确指征，不宜选择再次手术。

五、放疗

外阴癌的照射剂量受限，难以达到鳞癌根治性放疗剂量。原因包括：①由于外阴潮湿，皮肤黏膜对放射线的耐受较差；②外阴形态特殊，放疗时剂量分布不均匀；③离尿道及肛门距离近，影响排尿、排便；④外阴肿瘤体积大或已经转移至淋巴结。因此，在达到根治性放疗剂量前，患者因耐受性差而终止放疗。放疗期间允许中断，但不建议中断超过 7 天。总放疗时间不建议超过 60 天。

外阴癌单纯放疗的疗效差，局部复发率高。放化疗联合治疗中晚期外阴鳞癌近期疗效较好，优于单独化疗或单独放疗。放化疗联合时推荐使用顺铂单药（每周 $40mg/m^2$）。由于缺乏Ⅰ级证据，不推荐所有患者均行同步化疗，尤其是老年并有严重并发症的患者。

1. 根治性放疗

根治性放疗主要适用于：①不可切除的局部晚期肿瘤，包括部分Ⅱ期（肿瘤直径>4cm 或肿瘤侵及阴道、尿道、肛门）、Ⅲ～ⅣA 期肿瘤；②手术有可能造成严重并发症或有严重伴发疾病不能接受手术的早期患者。建议使用 IMRT 技术、常规分割剂量模式，具体剂量根据肿瘤部位、大小、治疗反应及急性不良反应、是否化疗等决定。

残留肿瘤或瘤床区域局部推量照射使用的放疗技术要根据肿瘤位置、周围器官剂量限值等因素考虑：如果肿瘤位置表浅，可以使用电子线垂直照射；如果残留肿瘤适合进行近距离治疗，也可以使用近距离后装插植技术给予推量照射。

2. 术后辅助放疗

手术后有复发高危因素患者，需要接受术后放疗。术后复发的高危因素为：①切缘阳性；②切缘距肿瘤边缘<8mm；③淋巴血管间隙受累

（LVSI 阳性）；④≥2 个淋巴结转移；⑤淋巴结包膜外侵犯。术后放疗应于手术伤口愈合后尽快开始，一般于术后 6～8 周内开始。

外阴癌术后辅助放疗分为以下几种情况：①切缘阳性，但淋巴结影像学、病理学及临床检查均阴性，可再次手术切除，或外照射放疗 ± 后装放疗 ± 同期化疗；②切缘阴性、淋巴结阳性，术后行外照射放疗 ± 同期化疗；③切缘及淋巴结均阳性，术后行外照射放疗 ± 后装放疗 ± 同期化疗 ± 再次手术切除。

3. 术前放疗

术前放疗主要用于外阴肿瘤体积大、范围广、累及尿道、阴道和肛门，手术切除困难，影响排尿、排便功能的患者。一般采用膀胱截石位，用直线加速器对准外阴垂直照射或沿肿瘤基底切线照射。照射野的设计取决于肿瘤的大小和部位，应尽量避开肛门。肿瘤的照射处方剂量可达 40Gy。如肿瘤侵犯阴道，可同时行阴道腔内放疗。

4. 放疗技术

外照射放疗技术包括 3D-CRT 或 IMRT（dMLC、VMAT、Tomotherapy）。3D-CRT 可以应用 6～18MV 光子或电子能量，IMRT 建议用 6～10MV 光子。

5. 放疗体位

放疗体位首选蛙腿，并保护大腿内侧上部的皮肤。需要 TLD 以确定达到预期的剂量，要确定是否使用 bolus 给予皮肤足够的剂量。在体位固定装置中以仰卧位固定。治疗中应给予固定以确保骨盆的位置保持一致。如果患者不能保持蛙腿姿势，可采用直腿体位。在模拟定位前可用铅丝标记肿瘤位置或手术瘢痕。建议充盈膀胱减少小肠的照射体积。

6. 放疗靶区勾画

具体见表 20-4 至表 20-6。

表 20-4　调强放疗靶区定义

靶区	定　义
GTV	任何可见和（或）可触及的大体肿瘤，经过临床及活检确认或术后辅助放疗时的术后瘤床
CTV	• GTV 或瘤床加外阴附近的皮肤、黏膜和皮下组织，不包括骨组织 • 盆腔淋巴结 CTV 是双侧髂外、闭孔和髂内淋巴结区域的血管系统，至少有 7mm 的对称扩张，不包括骨和肌肉 • 腹股沟股淋巴结 CTV 将从腹股沟血管外侧延伸至缝匠肌和股直肌的内侧边界，后方向股前内侧肌，内侧向耻骨肌或血管内侧 2.5～3cm。向前体积应延伸到缝匠肌（腹股沟外侧股边界最前的肌肉）的前边界 • 在不累及皮肤的情况下应修剪 3mm（如果累及皮肤，CTV 应在治疗过程中使用团注材料延伸到皮肤）
ITV	在适合进行研究时，可采用排空或充盈膀胱两种情况进行模拟（即行 2 次模拟扫描）。这两种扫描都用于勾画 ITV
PTV	在 CTV 基础上外扩一个适当的边界

<table>
<caption>表 20-5　外阴癌 CTV 范围</caption>
<tr><th colspan="2">部　位</th><th>原发灶 CTV 范围</th></tr>
<tr><td colspan="2">肿瘤局限于外阴</td><td>全部外阴</td></tr>
<tr><td colspan="2">肿瘤超出外阴</td><td>GTV+ 外扩 1cm</td></tr>
<tr><td colspan="2">有卫星病变、广泛的淋巴血管侵犯或皮肤淋巴管浸润</td><td>GTV+ 病变周围的皮肤和（或）皮下组织</td></tr>
<tr><td colspan="2">侵犯肌肉</td><td>GTV+ 根据 MRI/CT 肌肉侵犯程度确定的肌肉边缘的宽度</td></tr>
<tr><td rowspan="2">阴道受累</td><td>累及处女膜</td><td>GTV+3cm 阴道</td></tr>
<tr><td>阴道累及范围不确定或淋巴血管侵犯</td><td>GTV+ 全阴道</td></tr>
<tr><td colspan="2">肛门、直肠、膀胱受累</td><td>GTV+2cm 肛门、直肠或膀胱</td></tr>
<tr><td rowspan="2">尿道受累</td><td>侵犯尿道（包括尿道口）</td><td>GTV+2cm 尿道</td></tr>
<tr><td>侵犯中段 / 近端尿道</td><td>GTV+ 全部尿道和膀胱颈</td></tr>
<tr><td colspan="2">阴蒂受累</td><td>GTV+2cm（包括阴蒂悬韧带至耻骨）</td></tr>
<tr><td colspan="2">术后照射范围</td><td>包括全部术后瘤床，可考虑使用 bolus 及铅丝标记手术瘢痕</td></tr>
<tr><td colspan="2">术后切缘近或阳性切缘</td><td>手术切缘需外扩 2cm（铅丝标记手术瘢痕）</td></tr>
</table>

表 20-6　外阴癌淋巴结 CTV 范围

受累部位	淋巴引流区 CTV 范围
阴道远端（邻近处女膜）受累	包括双侧腹股沟、闭孔、髂内淋巴结
阴道后壁受累	包括骶前淋巴结（$S_{1\sim3}$）
肛管、肛门受累	包括双侧腹股沟、闭孔、髂内外、直肠周及骶前淋巴结（$S_{1\sim3}$）

7. 靶区勾画示例

具体见图 20-3。

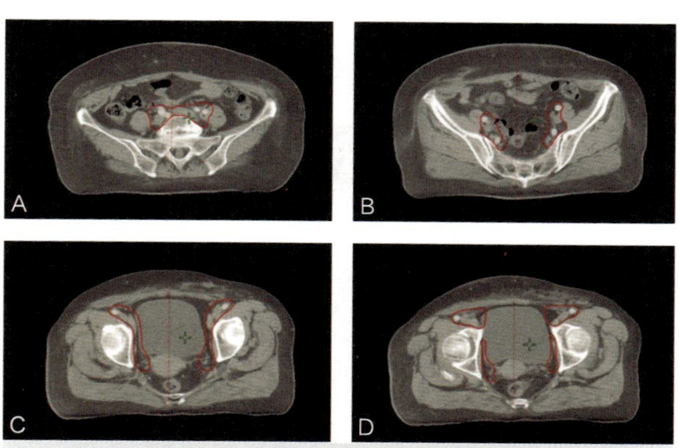

图 20-3　外阴癌术后调强放疗靶区

该病例为 67 岁患者，接受了右侧外阴切除术和双侧腹股沟淋巴结清扫术，ⅢA 期，G_3。肿瘤为 5.0cm × 4.0cm × 2.0cm 的鳞状细胞癌，淋巴血管间隙侵犯，左侧腹股沟淋巴结 1/3，右侧腹股沟淋巴结 0/11，转移淋巴结无包膜外侵犯，各切缘和基底缘未见癌侵及

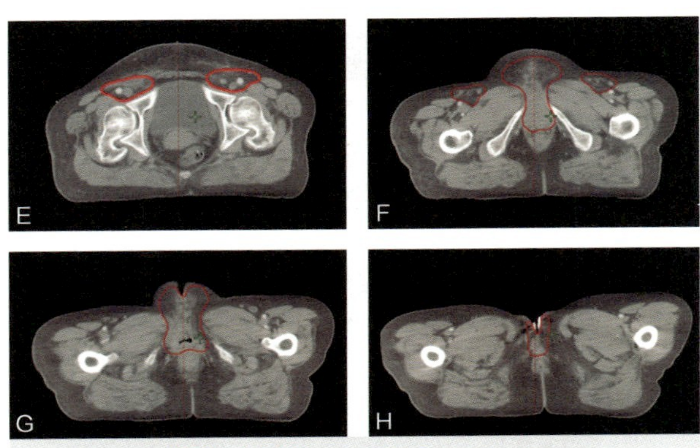

▲图 20-3（续） 外阴癌术后调强放疗靶区

8. 放疗剂量

具体见表 20-7。

表 20-7　NCCN 指南推荐放疗剂量

病变情况	建议放疗剂量
外阴原发灶术后瘤床（阴性切缘或有足够阴性手术切缘）	45～50Gy
外阴原发灶术后瘤床（阳性切缘或切缘近肿瘤边缘或有淋巴血管侵犯）	局部加量至 54～60Gy
外阴原发病灶（未手术）	局部加量至 60～70Gy
淋巴引流区（未累及）	45～50Gy
腹股沟淋巴结清扫术后（阳性，无包膜外侵犯）	50～55Gy

（续　表）

病变情况	建议放疗剂量
腹股沟淋巴结清扫术后（阳性，有包膜外侵犯或残留）	局部加量至 54～64Gy（建议腹股沟区用局部电子线代替 IMRT 推量照射）
淋巴结（大体残留或不可切除）	60～70Gy

9. 正常器官的放疗剂量限值

根据RTOG推荐结肠的剂量限值为V_{40}<30%。直肠下缘在肛门边缘上 2cm，上缘在直肠乙状结肠交界区，V_{45}<60%。肛门应给予标记，当肿瘤不累及肛门时，应将肛门排除于 PTV 之外，尽可能降低肛门的剂量。膀胱剂量限值为 V_{45}<35%。双侧股骨头和股骨颈的剂量限值为 V_{30}<50%，V_{40}<35%，V_{44}<35%。如放疗靶区上界高于骶髂关节下缘且进行化疗时，需勾画盆腔骨髓并尽可能降低剂量。

10. 放疗不良反应

大多数患者在放疗期间可能会有一定程度的急性反应（如腹泻、膀胱刺激、疲劳、黏膜皮肤反应），同时化疗可能会进一步加重这些反应。对这些毒性应积极管理（例如，局部皮肤护理，对症药物治疗），应避免或尽量减少治疗中断。许多患者可能有白色念珠菌过度生长，口服和局部给予抗真菌药物治疗可显著减少皮肤反应。如果发生细菌感染，及时识别并给予适当的治疗是必不可少的。这些急性反应通常在放疗完成后几周消失。

11. 放疗勾画靶区时需注意的问题

当勾画低风险区的 CTV 接近皮肤，应缩回靶区保护皮肤，但在肿瘤累及皮肤的情况下，CTV 应包括皮肤。勾画腹股沟淋巴结时股血管后方和外侧的组织为低风险区，应置于靶区之外。团注（bolus）的使用需要经过认真考虑，需要覆盖于全部原发病灶，而不是覆盖于全部 PTV 外阴表面。在进行计划设计时可以添加虚拟团注，用于指导实际团注使用。通常不推荐在腹股沟处加团注，除非在术后证实腹股沟淋巴结包膜外侵犯的情况下考虑在腹股沟处加团注。应在术后瘢痕放置团注，边缘至少 3cm。而术前的病例体积大或表浅的淋巴结转移，或皮肤受累的情况下加团注。需在肿瘤或手术瘢痕区放置铅丝标记。MR 有助于勾画 GTV，并可以用于观察外阴水肿或明显的肿瘤消退。勾画靶区时需要结合冠状位和矢状位进行检查，有助于识别外阴与大腿和臀部皮肤分隔开的皮肤褶皱。目前由于证据不足，不推荐两侧的 CTV 勾画为不对称的水平。外阴癌术后 CTV

覆盖全部手术瘤床，选择性给予团注。应在术后边缘区域给予标记进行加量。在大腿和外阴水肿的病例中使用自适应放疗，需在放疗期间修改放疗靶区。在ⅣB 期患者中放疗靶区包括腹股沟 - 股淋巴结、髂外、髂内或闭孔淋巴结，而在部分病例中还需照射髂总淋巴结和低位腹主动脉旁淋巴结。

12. 复发外阴癌的治疗

临床怀疑外阴癌复发，需先行影像学检查了解转移灶的情况，并尽可能经病理学检查证实。肿瘤复发分局部复发和远处转移。复发外阴癌的治疗流程见图 20-4。

13. 外阴癌的预后

外阴癌约 2/3 的患者发现时为早期。Ⅰ期和Ⅱ期的患者 5 年生存率为 80%～90%，Ⅲ期患者为 60%，Ⅳ期患者为 15%。对于肿瘤体积相近的患者来说，伴有淋巴结转移者的生存率仅为不伴淋巴结转移者的一半。外阴癌的预后因素包括肿瘤大小，局部扩展程度，淋巴结受累。最重要的独立预后因素是腹股沟淋巴结转移。

14. 外阴癌治疗后随访原则

治疗后前 2 年每 3～6 个月随访 1 次，第 3～5 年每 6～12 个月随访 1 次，以后每年随访 1 次。建议行宫颈 / 阴道细胞学筛查（可包括 HPV 检测）

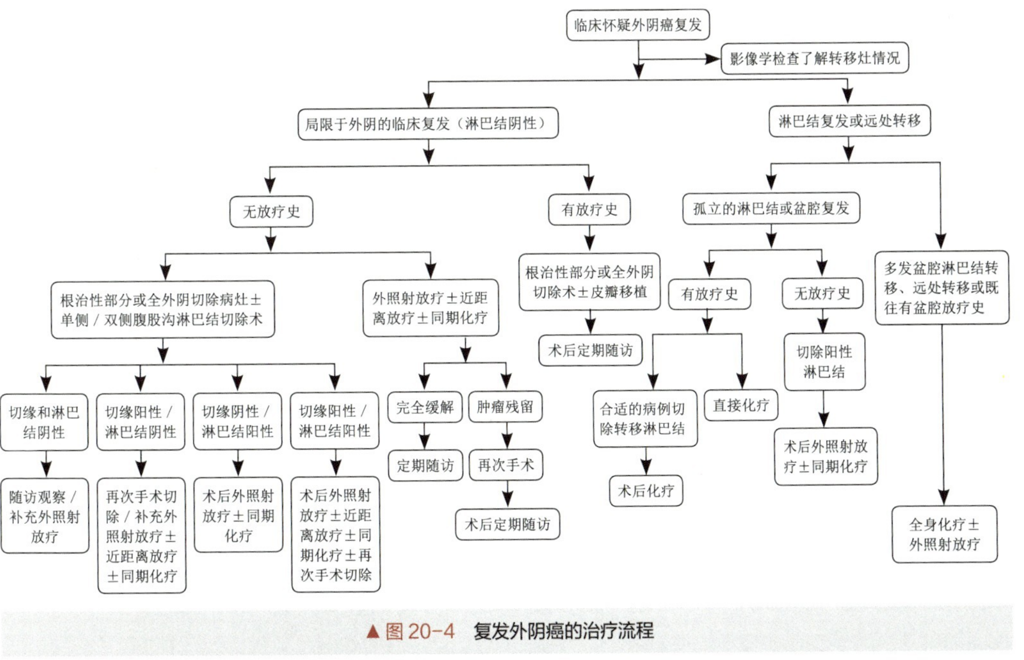

▲图 20-4　复发外阴癌的治疗流程

以早期发现下生殖道上皮内病变。若症状或临床检查怀疑复发，需行影像学及肿瘤标志物检查，必要时行活组织病理学检查明确。

（崔　迪）

第 21 章　皮肤癌

一、基本特点

在皮肤恶性肿瘤中，最常见的为基底细胞癌（60%）和鳞状细胞癌（30%），其次为恶性黑色素瘤，其他（如汗腺癌、隆突性皮肤纤维肉瘤、血管肉瘤、Merkel 细胞癌）少见。阳光紫外线暴露是皮肤癌最重要的诱发因素，最常暴露于阳光的头颈部是最常见的发病部位，发病比例达到 80%。此外，电离辐射、经常接触砷和沥青、慢性皮肤炎症也是发病的病因。

皮肤基底细胞癌男性多于女性，多见于颜面部，眼眶周围与颧颞部为高发部位。表现为溃疡性结节、皮下结节、扁平溃疡性病变、红斑性、鳞状斑块和硬斑病样。病程长，以直接浸润扩散为主，极少转移。

皮肤鳞状细胞癌男性多于女性，以颞颊耳前、头皮和手背等为主。早期病变为疣状斑或淡黄色结节。生长慢，以局部浸润扩散为主，偶有淋巴结转移，血行转移罕见。

皮肤癌预后相对较好，早诊早治可提高疗效和生活质量。本章主要介绍皮肤基底细胞癌和鳞状细胞癌。

二、诊断

对于经久不愈或有少量出血的皮肤溃疡，光化性角化病出现溃疡流血，往日的慢性皮肤病变出现溃疡或结节性隆起，经久不消的红色瘢痕并出现表浅糜烂等，应警惕早期恶变的可能。对临床怀疑皮肤癌的患者，可借助影像学检查（如皮肤镜等）进行初筛；组织病理检查是诊断的金标准。

三、临床 TNM 分期

UICC/AJCC 第 8 版的临床 TNM 分期见表 21-1，该系统适用于所有 Merkel 细胞癌以外的头颈部非黑色素瘤皮肤癌。

表 21-1　临床 TNM 分期（UICC/AJCC 第 8 版）
T 分期
Tx：原发肿瘤不能评估
Tis：原位癌
T_1：肿瘤最大径≤2cm
T_2：2cm＜肿瘤最大径≤4cm
T_3：肿瘤最大径＞4cm，或轻微的骨侵犯或神经周围侵犯或深部浸润［深部浸润定义为浸润超过皮下脂肪或浸润深度＞6mm（从邻近正常表皮的颗粒层测量至肿瘤底部）的浸润；归为 T_3 类的神经侵犯定义为真皮以下神经鞘内肿瘤细胞浸润或肿瘤浸润直径≥0.1mm，或有命名神经的临床或影像学侵犯，但未累及颅底］
T_4：肿瘤累及大体皮质骨 / 骨髓、颅底和（或）颅底孔
T_{4a}：肿瘤累及大体皮质骨 / 骨髓
T_{4b}：肿瘤累及颅底和（或）颅底孔

（续　表）

N 分期

临床 N 分期

cN_x：区域淋巴结不能评估

cN_0：无区域淋巴结转移

cN_1：同侧单个淋巴结转移，最大径≤3cm，不伴包膜外侵犯

cN_2：同侧单个淋巴结转移，3cm＜最大径≤6cm，不伴包膜外侵犯；或同侧多个淋巴结转移，最大径均≤6cm，不伴包膜外侵犯；或对侧或双侧淋巴结转移，最大径均≤6cm，不伴包膜外侵犯

cN_{2a}：同侧单个淋巴结转移，3cm＜最大径≤6cm，不伴包膜外侵犯

cN_{2b}：同侧多个淋巴结转移，最大径均≤6cm，不伴包膜外侵犯

cN_{2c}：对侧或双侧淋巴结转移，最大径均≤6cm，不伴包膜外侵犯

cN_3：转移淋巴灶最大径＞6cm，不伴包膜外侵犯；或任何淋巴结包膜外侵犯

cN_{3a}：转移淋巴灶最大径＞6cm，不伴包膜外侵犯

cN_{3b}：任何淋巴结包膜外侵犯

病理 N 分期

pN_x：区域淋巴结不能评估

pN_0：无区域淋巴结转移

pN_1：同侧单个淋巴结转移，最大径≤3cm，不伴包膜外侵犯

pN_2：同侧单个淋巴结转移，最大径≤3cm，伴包膜外侵犯；或同侧单个淋巴结转移，3cm＜最大径≤6cm，不伴包膜外侵犯；或同侧多个淋巴结转移，最大径均≤6cm，不伴包膜外侵犯；或对侧或双侧淋巴结转移，最大径均≤6cm，不伴包膜外侵犯

（续　表）

pN_{2a}：同侧单个淋巴结转移，最大径≤3cm，伴包膜外侵犯；或同侧单个淋巴结转移，3cm＜最大径≤6cm，不伴包膜外侵犯

pN_{2b}：同侧多个淋巴结转移，最大径均≤6cm，不伴包膜外侵犯

pN_{2c}：对侧或双侧淋巴结转移，最大径均≤6cm，不伴包膜外侵犯

pN_3：转移淋巴结最大径＞6cm，不伴包膜外侵犯；或同侧单个淋巴结转移，最大径＞3cm，伴包膜外侵犯；或同侧、对侧或双侧多个淋巴结转移，伴任一个包膜外侵犯；或任何大小对侧单个淋巴结转移伴包膜外侵犯

pN_{3a}：转移淋巴结最大径＞6cm，不伴包膜外侵犯

pN_{3b}：同侧单个淋巴结转移，最大径＞3cm，伴包膜外侵犯；或同侧、对侧或双侧多个淋巴结转移，伴任一个包膜外侵犯；或任何大小对侧单个淋巴结转移伴包膜外侵犯

M 分期

M_0：无远处转移

M_1：有远处转移

G 分级

Gx：不能评估

G_1：高分化

G_2：中分化

G_3：低分化

G_4：未分化

（续　表）

临床分期
0 期：$TisN_0M_0$
Ⅰ期：$T_1N_0M_0$
Ⅱ期：$T_2N_0M_0$
Ⅲ期：$T_3N_0M_0$、$T_{1\sim3}N_1M_0$
Ⅳ期：$T_{1\sim3}N_2M_0$、$T_{任何}N_3M_0$、$T_4N_{任何}M_0$、$T_{任何}N_{任何}M_1$

四、治疗原则

治疗皮肤基底细胞癌与鳞状细胞癌的主要目标是完全切除肿瘤，最大限度地保留功能和美容。治疗方法首选手术，早期病变还可应用冷冻疗法、激光疗法、药物和化学疗法等。但考虑到功能、美容和患者意愿，放疗也可以作为首选治疗方法。

皮肤癌放疗适应证如下：①对于肿瘤发生在鼻及眼睑周围等头面部皮肤，而无淋巴结转移、无骨及软骨侵犯者，放疗可作为首选；②不能耐受或拒绝手术者；③对基底部固定或巨大的病变可术前放疗，也可根据情况选择术后放疗；④对术后切缘甚近、切缘阳性或治疗后复发，又不能再行手术者，可采用放疗；⑤对存在临床或影像学明显的神经周围浸润，建议术后放疗；⑥对存在临床淋巴结转移者建议术后放疗，排除颈部单个小淋巴结（<3cm）且不伴包膜外侵犯；⑦对于皮肤鳞状细胞癌，$T_{3\sim4}$期，慢性免疫抑制引起的

纤维结缔组织增生或浸润性肿瘤，建议行术后放疗；⑧对于皮肤基底细胞癌，局部晚期及存在术前未发现的骨骼或肌肉浸润者，可行术后放疗。

放疗禁用于易患放射相关皮肤癌的遗传病患者（如共济失调毛细血管扩张症、痣样基底细胞癌综合征、Li-Fraumeni 综合征），患有结缔组织疾病（如狼疮、硬皮病）则为相对禁忌。由于放疗存在继发肿瘤风险，对年轻患者要谨慎应用，通常用于 60 岁以上的患者。鉴于并发症发生率较高，先前放疗野内复发病变不应常规行二次放疗。

五、放疗

1. 放疗前准备

放疗前要明确病变病理类型，并给予抗炎治疗，控制感染减轻水肿，以利于了解病变范围、浸润深度和提高肿瘤的放射敏感性。另外，对于颌面部皮肤的病变，放疗前应给予洁齿，防止发生放射性骨坏死。

2. 照射野与放疗技术

对于较小的病变，肿瘤外 3mm 为安全照射边界。随着肿瘤病灶增大，照射范围可加大至外扩 2～3cm 或以上，当剂量在 30～40Gy 时应根据肿瘤缩小情况缩至 1cm 边距，可更好地保护正常器官和组织。应同时照射转移的区域淋巴结。通常选用深部X线或低能β线（15MeV以下），根据病变浸润深度选择射线能量，选用β线照射时，在肿瘤表面加填充物提高肿瘤表面剂量。

3. 放疗范围和放疗剂量

(1) 皮肤鳞癌。

①原发灶：分为根治性放疗和术后辅助放疗。

根治性放疗：肿瘤<2cm，外扩1～1.5cm，剂　量60～64Gy/6～7周，50～55Gy/3～4周，40Gy/ 2周，30Gy/5f或2～3周；肿瘤≥2cm，$T_{3/4}$或存在骨或深部组织浸润，外扩1.5～2cm，剂量60～ 70Gy/6～7周，45～55Gy/3～4周。

术后辅助放疗：瘤床区外扩1～2cm，60～64Gy/6～7周，50Gy/4周。

②局部病灶：分为淋巴结区域、未行淋巴结清扫和临床考虑神经受侵。

淋巴结区域：淋巴结清扫后，切缘阴性且无淋巴结包膜外侵犯，50～60Gy/5～6周；切缘阳性或有淋巴结包膜外侵犯，60～66Gy/6～7周。

未行淋巴结清扫：临床阴性，有风险，50Gy/5周；临床阳性，60～70Gy/6～7周。

临床考虑神经受侵：对于有神经侵犯者应沿神经走行方向扩大照射范围，50～60Gy/5～6周。

(2) 皮肤基底细胞癌。

根治性放疗：肿瘤<2cm，外扩1～1.5cm，剂　量60～64Gy/6～7周，50～55Gy/3～4周，

40Gy/2 周，30Gy/5f 或 2～3 周；肿瘤≥2cm，$T_{3/4}$ 或存在骨或深部组织浸润，外扩 1.5～2cm，剂量 60～70Gy/6～7 周，45～55Gy/3～4 周。

术后辅助放疗：瘤床区外扩 1～2cm，60～64Gy/6～7 周，50Gy/4 周。

（刘　明）

第 22 章　软组织肉瘤

一、基本特点

软组织肉瘤是指来源于非上皮性骨外组织的一组恶性肿瘤，但不包括网状内皮系统、神经胶质细胞和各个实质器官的支持组织。软组织肉瘤主要来源于中胚层，部分来源于神经外胚层，主要包括肌肉、脂肪、纤维组织、血管及外周神经。软组织肉瘤是一组高度异质肿瘤，其特点为具有局部侵袭性、呈浸润性或破坏性生长、可局部复发和远处转移。

软组织肉瘤约占成人肿瘤的 1%，最常见的部位为肢体（53%），其次为腹膜后（19%）、躯干（12%）、头颈部（11%）。软组织肉瘤依据来源共分 12 大类，再根据不同形态和生物学行为，有 50 种以上亚型。最常见亚类型包括未分化多形性肉瘤、脂肪肉瘤、平滑肌肉瘤、滑膜肉瘤。儿童和青少年最常见的是横纹肌肉瘤。影响软组织肉瘤生存预后的主要因素包括年龄、肿瘤部位、大小、组织学分级、转移与否及部位等，总的 5 年生存率为 60%～80%。

软组织肉瘤主要表现为逐渐生长的无痛性包块，多数沿肌腔隙纵向生长，肌筋膜等少血供解剖结构可起到暂时性屏障作用。当肿瘤逐渐增大压迫神经或血管时，可出现疼痛、麻木甚至肢体水肿。部分高级别肿瘤病例可出现肿块短期内迅速增大、皮温升高、区域淋巴结肿大等表现，恶性程度高者可表现为病程短、早期血行转移（最常见转移部位为肺）、治疗后易复发等特点。

二、诊断

组织病理学诊断是诊断的金标准，对无症状、持续 4～6 周、渐增达 5cm 的软组织肿块均应行组织病理学检查。

MRI 是软组织肉瘤最重要的影像学检查手段，能精确显示肿瘤与邻近肌肉、皮下脂肪、关节、主要神经血管束的关系，还可以很好地显示肿瘤在软组织内侵及范围、骨髓腔内侵及范围、发现跳跃病灶。CT 可以显示软组织肿块大小、范围、软组织肉瘤邻近骨有无骨破坏及破坏情况，强化后可显示肿瘤的血供情况、肿瘤与血管的关系。

三、临床 TNM 分期

UICC/AJCC 第 8 版的临床 TNM 分期见表 22-1，此分期适用于躯干和四肢软组织肉瘤。

表 22-1 临床 TNM 分期（UICC/AJCC 第 8 版）

T 分期

Tx：原发肿瘤无法评价

T_0：无原发肿瘤证据

T_1：肿瘤最大径≤5cm

T_2：5cm＜肿瘤最大径≤10cm

T_3：10cm＜肿瘤最大径≤15cm

T_4：肿瘤最大径＞15cm

N 分期

N_0：无区域淋巴结转移或无法评价

N_1：有区域淋巴结转移

M 分期

M_0：无远处转移

M_1：有远处转移

G 分级

A. 肿瘤细胞分化

1 分：肉瘤非常类似正常成人间叶组织（如低级别平滑肌肉瘤）

2 分：肉瘤细胞有自己特定的组织学特点（如黏液样脂肪肉瘤）

3 分：胚胎样特点和未分化的肉瘤，滑膜肉瘤，类型不明确的肿瘤

B. 核分裂计数

1 分：0～9/10HPF

2 分：10～19/10HPF

3 分：＞19/10HPF

C. 坏死

0 分：无坏死

1 分：＜50% 肿瘤坏死

2 分：≥50% 肿瘤坏死

（续　表）

G=A+B+C

G_1：2～3 分

G_2：4～5 分

G_3：6～8 分

G_x：G 分级无法评估

临床分期

ⅠA 期：$T_1N_0M_0G_{1/x}$

ⅠB 期：$T_{2\sim4}N_0M_0G_{1/x}$

Ⅱ期：$T_1N_0M_0G_{2\sim3}$

ⅢA 期：$T_2N_0M_0G_{2\sim3}$

ⅢB 期：$T_{3\sim4}N_0M_0G_{2\sim3}$

Ⅳ期：$T_{任何}N_1M_0G_{任何}$、$T_{任何}N_{任何}M_1G_{任何}$

四、治疗原则

目前，广泛切除手术是原发性局限性软组织肉瘤局部治疗的主要手段，而放疗在提高肿瘤的局部控制率、延长总生存，并更好地保留功能方面发挥着重要作用。

术前放疗：主要应用于Ⅱ/Ⅲ期不可切除，或预期难以达到理想外科切缘，或可能造成肢体功能损伤的患者。对于可切除的Ⅲ期软组织肉瘤患者，也可以考虑进行术前放化疗，已有研究报道的方案包括多柔比星、异环磷酰胺、异环磷酰胺＋表柔比星、MAID（美司钠＋多柔比星＋异环磷酰胺＋达卡巴嗪）等方案。但同步放化疗可能明显增加骨髓抑制的风险和影响术后伤口愈合，需谨慎选择。

术后放疗：主要用于Ⅰ期术后切缘不足和Ⅱ/Ⅲ期患者。对于术前放疗后切缘阳性或肉眼残存者可行术后补量。

对于高级别（$G_{2/3}$）的软组织肿瘤患者，推荐联合术前或术后放疗。就治疗顺序而言，术前放疗与术后放疗的肿瘤控制结果相似，其不同之处在于术前放疗发生伤口并发症的风险相对较高；而术后放疗靶区范围大，剂量高，晚期并发症发生率较高，包括纤维化、关节僵硬、水肿和骨折等。有学者更倾向于推荐术前放疗，尤其当放射野较大时，术前放疗更为优选。放疗后距离手术的时间间隔至少为3～6周。

姑息放疗：全身远处转移的软组织肉瘤临床预后差，姑息放疗目的是减轻痛苦，提高生活质量。

五、放疗

1. 肢体和表浅躯干软组织肉瘤术前放疗

(1) 靶区范围：包括GTV、CTV和PTV。

GTV：CT/MRI图像显示的可见肿瘤。

CTV：GTV环周方向外扩1.5cm，头脚方向外扩3～4cm，包括MRI图像T_2序列显示的水肿区，避开关节。如外扩超过肌肉起止点，则缩至肌肉起止点；如外扩超过天然解剖屏障（如皮肤、肌群筋膜、骨），则缩至解剖屏障处。

PTV：推荐CTV各方向外扩0.5～1cm，建议进行图像引导，并根据各单位情况调整。

(2) 放疗剂量：95%PTV，50Gy/25f。

2. 肢体和表浅躯干软组织肉瘤术后放疗

肢体和表浅躯干软组织肉瘤的术后放疗分两期完成，第一期为手术区域，第二期为加量区域。

(1) 一期靶区范围：包括 GTV、CTV 和 PTV。

GTV（如有肉眼残存）：CT/MRI 图像显示的可见肿瘤。

CTV：瘤床区域环周方向外扩 1.5cm，头脚方向外扩 4cm，包括手术瘢痕及引流口，避开关节。如外扩超过肌肉起止点，则缩至肌肉起止点；如外扩超过天然解剖屏障（如皮肤、肌群筋膜、骨），则缩至解剖屏障处。

PTV：推荐 CTV 各方向外扩 0.5～1cm，建议进行图像引导，并根据各单位情况调整。

一期放疗剂量：95%PTV，50Gy/25f。

(2) 二期靶区范围：包括 CTV 加量区和 PTV 加量区。

CTV 加量区：瘤床区域环周方向外扩 1.5cm，头脚方向外扩 1.5～2cm。

PTV 加量区：推荐 CTV 加量区各方向外扩 0.5～1cm，建议进行图像引导，并根据各单位情况调整。

二期放疗剂量：95%PTV 加量区，10～16Gy/5～8f（总剂量达到 60～66Gy/30～33f）。

图 22-1 和图 22-2 为下肢软组织肉瘤术后放

疗病例。

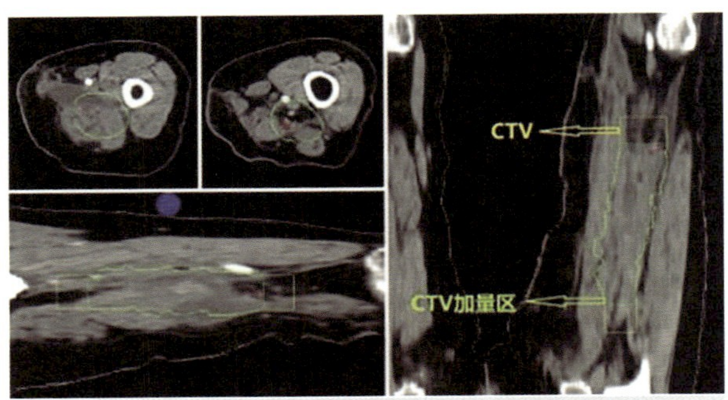

▲图 22-1　病例靶区勾画，患者为 67 岁女性，右大腿平滑肌肉瘤（$T_4N_0M_0$，G_2，ⅢB 期）R_0 切除术后，行术后放疗。黄色为 CTV，瘤床区域环周方向外扩 1.5cm，头脚方向外扩 4cm；绿色为 CTV 加量区，瘤床区域各方向外扩 1.5cm，均根据解剖结构适当调整

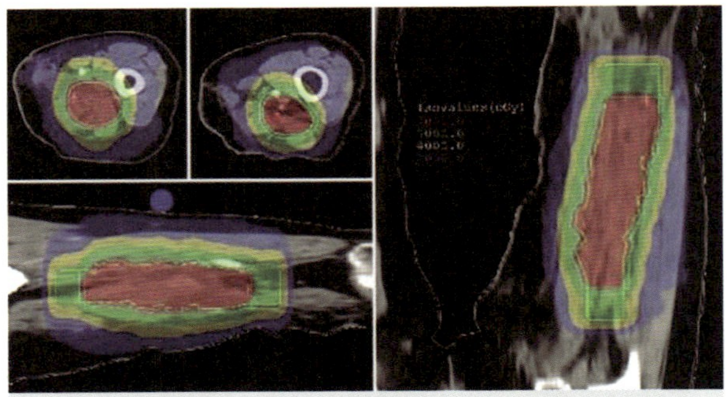

▲图 22-2　剂量分布。图 22-1 患者 CTV、CTV 加量区分别各方向外扩 1cm 形成 PTV、PTV 加量区。处方剂量：一期 95% PTV 50Gy/25f，二期 95%PTV 加量区 10Gy/5f（总剂量 60Gy/30f）。红色区域≥60Gy，绿色区域≥50Gy，黄色区域≥40Gy，蓝色区域≥20Gy

3. 腹膜后软组织肉瘤术前放疗

(1) 靶区范围：包括 GTV、IGTV、CTV 或 ITV、PTV。

GTV：CT/MRI 图像显示的可见肿瘤。

IGTV：包含 GTV 内部运动。

CTV 或 ITV：在 GTV 或 IGTV 周围均匀外扩 1.5cm，并根据解剖结构适当修改。

PTV：在 CTV 或 ITV 周围均匀外扩 5mm（如能每天进行图像引导）或 9～12mm（如不能进行每天图像引导）。

(2) 放疗剂量：95%PTV，50Gy/25f。

4. 姑息放疗

(1) 靶区范围：包括 GTV 和 CTV。

GTV：CT/MRI 图像显示的可见肿瘤。

CTV：范围同术前放疗，根据病变及患者情况调整。

(2) 放疗剂量：95%PTV，50～60Gy/25～30f 或 30Gy/6f。

（刘　明）

第 23 章　淋巴瘤

一、基本特点

淋巴瘤根据细胞起源、临床生物学行为、基因改变等分成霍奇金淋巴瘤（HL）和非霍奇金淋巴瘤（NHL）两大类，涵盖了 B 细胞、T 细胞和 NK 细胞淋巴瘤等 80 余种类型。临床特点、治疗和预后存在很大异质性。

二、诊断

淋巴瘤诊断应综合临床特征、病理形态学、免疫表型和分子遗传学。准确的临床分期和预后分组是确定治疗方案的前提，治疗决策根据临床分期、预后分组和患者耐受性决定。

1. 必要检查项目

(1) 病理检查：应完整切除淋巴结做病理检查。原发结外霍奇金淋巴瘤，如伴有淋巴结肿大，除原发病灶活检外，应同时做淋巴结切除活检。

(2) 病史：肿块出现时间、大小、质地、活动度和增长情况，有无 B 症状，有无乏力和皮肤瘙痒等其他全身症状。

(3) 全面体格检查：一般状况评分，全身浅表淋巴结、肝脾状况，应常规检查鼻咽、扁桃体、下咽和喉等。

(4) 生化检查：全血计数，肝肾功能，红细胞沉降率（ESR），乳酸脱氢酶（LDH）、病毒指标、血 EBV-DNA（ENKTCL 患者）。

(5) PET/CT：推荐 PET/CT 作为常规检查，经济困难时考虑做胸腹盆腔 CT，不建议 B 超作为常规分期检查手段。

(6) 其他：增强诊断 CT，骨髓穿刺和活检，育龄女性怀孕检测。

2. 选择性检查项目

根据肿瘤侵犯范围进行选择性检查，如内镜、腰椎穿刺与脑脊液检查和渗出液细胞学检查等。霍奇金淋巴瘤仅有纵隔受侵时，纵隔镜活检是病理检查手段；原发头颈淋巴瘤应进行纤维鼻咽喉镜、头颈增强 MRI 检查；原发胃肠道淋巴瘤应进行胃肠镜检查；中枢神经系统和肝受侵时，MRI 优于常规 CT 检查。在胸部存在大病灶时，推荐胸正侧位片，确定是否大纵隔。在做较强化疗，特别是强化的 BEACOPP 时，推荐肺功能检测。

三、分期及风险分层

淋巴瘤分期常应用 Ann Arbor 分期系统（表 23-1），最近在原发结内淋巴瘤中，使用 Lugano 修正分期系统（表 23-2）。此外，对不同病理类型淋巴瘤有不同预后模型或指数，如 HD 的 EORTC

和 GHSG 标准预后分组（表 23-3），针对 DLBCL 的国际预后指数（IPI）（表 23-4），针对 ENKTCL 的 NRI 模型（表 23-5）。

表 23-1　Ann Arbor 分期系统

Ⅰ期：单个淋巴区域（Ⅰ期）或单个结外器官受累（IE 期）
Ⅱ期：横膈一侧≥2 个淋巴区域受累（Ⅱ期），或单个结外器官 + 横膈同侧≥1 个淋巴区域受累（ⅡE 期）
Ⅲ期：横膈两侧淋巴区域受累
Ⅳ期：≥1 个不连续的播散性结外器官受累

表 23-2　Lugano 修正的 Ann Arbor 分期系统（原发结内淋巴瘤）

分　期	受　累	结外病变
早期		
Ⅰ期	1 个淋巴结或 1 组相邻淋巴结	单个结外病变，无淋巴结受累
Ⅱ期	横膈一侧≥2 组淋巴结	Ⅰ期或Ⅱ期结内病变伴淋巴结直接侵犯邻近结外部位
Ⅱ期大肿块*	Ⅱ期伴大肿块	-
晚期		
Ⅲ期	横膈两侧淋巴结受累	-
	或膈上淋巴结 + 脾受累	
Ⅳ期	非毗邻的结外器官受累	-

*. Ⅱ期大肿块按照早期还是晚期治疗需要考虑病史和预后不良因素个数

PET/CT 用于评价有代谢活性的淋巴瘤，CT 用于评价无代谢活性的淋巴瘤。扁桃体、韦氏环和脾定义为结内器官。原发结外病变仅适用于：局限的结外病变而无结内病变，或Ⅱ期病变直接侵犯非淋巴结部位。结外病变不适用于晚期患者。仅 HD 患者需要注明是否有 B 症状。

表 23-3　霍奇金淋巴瘤的预后分组 EORTC 和 GHSG 标准中预后不良因素的定义

治疗组	GHSG 危险因素	EORTC/GELA 危险因素
	A 大纵隔	A’ 大纵隔
	B 结外受侵犯	B’ 年龄≥50 岁
	C 无 B 症状但 ESR＞50 或 ESR＞30 伴 B 症状	C’ 无 B 症状但 ESR＞50，或 ESR＞30 伴 B 症状
	D≥3 个部位受侵	D’≥4 个部位受侵
预后好的早期霍奇金淋巴瘤	CS Ⅰ～Ⅱ期，无危险因素	膈上 CS Ⅰ～Ⅱ期，无危险因素
预后不良的早期霍奇金淋巴瘤临床分期（CS）	CS Ⅰ～ⅡA 期伴一个或多个危险因素或 CSⅡB 期伴 C/D，但无 A/B	膈上 CS Ⅰ～Ⅱ期伴 1 个或多个危险因素
晚期霍奇金淋巴瘤	CS ⅡB 期伴 A/B，或 CS Ⅲ～Ⅳ期	CS Ⅲ～Ⅳ期

表 23-4 国际预后指数

	IPI 分组	总评分	危险因素[*]
	低危	0～1	年龄>60 岁
	中低危	2	LDH>正常
	中高危	3	Ⅲ～Ⅳ期
	高危	4～5	PS 评分 2～4
			结外部位>1
年龄调整 IPI（年龄≤60 岁）	低危	0	LDH>正常
	中低危	1	Ⅲ～Ⅳ期
	中高危	2	ECOG 评分 2～4
	高危	3	

*. 每个危险因素评 1 分

表 23-5 结外鼻型 NK/T 细胞淋巴瘤 NRI 预后模型

NRI	总评分	危险因素（评分）
低危	0	年龄>60 岁（1 分）
中低危	1	LDH>正常（1 分）
中高危	2	Ⅱ期（1 分）
高危	3	Ⅲ～Ⅳ期（2 分）
极高危	4～5	ECOG 评分 2～4（1 分）
		PTI（1 分）

PTI. 原发肿瘤侵犯邻近器官；NRI. 线列图修订的风险指数；LDH. 乳酸脱氢酶；ECOG. 美国东部肿瘤协作组

四、治疗原则

具体见表 23-6。

五、放疗

1. 累及淋巴结 / 部位照射

随着计算机领域和影像学技术长足发展，医生可准确定位肿瘤范围，并通过现代放疗技术精准的将剂量实施于靶区，避开重要器官。另外，接受有效的全身化疗后，失败的主要部位主要位于初始淋巴瘤受累部位，故仅需在化疗前淋巴结部位周围加上一圈很小的边界进行照射，就能有效降低疾病复发风险，逐渐形成累及淋巴结 / 部位照射的概念。目前，霍奇金淋巴瘤和侵袭性淋巴瘤放疗主要采用更精准的受累淋巴结（INRT）或受累部位照射（ISRT）。

(1) 受累淋巴结照射：化疗前充分对肿瘤进行评估，在放疗治疗体位下行 PET/CT 检查，并融合至化疗后放疗的定位 CT 中，准确照射所有化疗前大体肿瘤位置，即为受累淋巴结照射。这个定义强调两点，一是射野即化疗前 GTV 的范围，二是必须有化疗前精确的治疗体位下的 PET/CT 评估。

(2) 受累部位照射：当没有条件获得精准的治疗前影像时，可以通过适度增大射野来涵盖治疗中的不确定性因素，由此衍生出受累部位照射的概念。在缺乏化疗前治疗体位的精确影像学资料时，可参考化疗前和后的影像学信息，勾画出化疗前肿瘤位置，外放一定边界来补偿这种影像学的不确定性，即为受累部位照射。国际淋巴瘤放疗协作组近期发表指南，指导受累淋巴结/部位照射的靶区勾画。对于结外淋巴瘤，行ISRT时常遵循特有的生物学行为，照射全部的器官或解剖结构。

2.ISRT 靶区勾画原则

累及部位照射大致分成结内病变和结外病变照射，靶区勾画存在区别。

(1) ISRT 结内病变：目前 ISRT 作为化疗敏感的非霍奇金淋巴瘤和霍奇金淋巴瘤标准靶区勾画方法。计划需要以CT模拟为基础，融合其他现代影像手段，如PET和MRI。ISRT的靶区主要包括初诊时累及的淋巴结。射野包括化疗前或手术前最初的所有可疑受累边界，但排除邻近的正常组织，如肺、骨、肌肉、肾脏等。化疗前或活检前GTV是勾画CTV的基础。出于对存在疑问的亚临床病灶和对原始肿瘤显像准确性的考虑，可以在设置CTV时，基于临床判断适当扩充边界。

对于惰性非霍奇金淋巴瘤，采用单纯放疗时，倾向采用更大的射野。例如，FL的射野应该较同

表 23-6　常见淋巴瘤亚型的放疗指征和剂量

淋巴瘤亚型	指　征	治疗原则
经典型霍奇金淋巴瘤	ⅠA 和ⅡA 期，预后良好[a]	• ABVD×2+ISRT 20Gy/2Gy/10f
	ⅡA 期，预后好[b]	• ABVD×4+ISRT 30Gy/2Gy/15f
	Ⅰ～Ⅱ期，预后不良	• ABVD×4～6+ISRT 30～36Gy/2Gy/15～18f • BEACOPPesc×2+ABVD×2+ISRT 30～36Gy/2Gy/15～18f
	Ⅲ～Ⅳ期	• ABVD 化疗后，对化疗残留和疗前大肿块行 ISRT • Stanford Ⅴ化疗后对疗前大肿块和受累的脾脏 ISRT 30～36Gy/2Gy/15～18f • BEACOPPesc 化疗后对残存直径>2.5cm 且 PET 阳性病灶 ISRT
结节性淋巴细胞为主型霍奇金淋巴瘤	ⅠA 和ⅡA 期，非大肿块	• ISRT 30Gy/2Gy/15f

（续　表）

淋巴瘤亚型	指　征	治疗原则
	ⅠB和ⅡB期，或早期大肿块	• 化疗后 ISRT 20～30Gy/2Gy/10～15f
	Ⅲ～Ⅳ期	• 化疗后 ISRT 或局部放疗，剂量参考以上
弥漫大B细胞淋巴瘤，非特指	Ⅰ～Ⅱ期	• RCHOP×3+ISRT • 或 RCHOP×6+ISRT
	Ⅲ～Ⅳ期	• 对化疗后残存，或者化疗前大肿块及结外受侵部位行 ISRT • 化疗 CR 后推荐放疗剂量 30～36Gy/2Gy/15～18f • 化疗 PR 或 SD 后剂量 30～40Gy/2Gy/15～20f • 化疗后进展行挽救放疗时剂量 40～50Gy/2Gy/20～25f
结外鼻型 NK/T 细胞淋巴瘤	Ⅰ期无预后不良因素[c]	• 单纯放疗，受累部位放疗 ISRT 50Gy/2Gy/25f，残存灶补量 5～10Gy
	Ⅰ期有预后不良因素或Ⅱ期	• 放疗联合非多柔比星方案的综合治疗，ISRT 50Gy/2Gy/25f，残存灶补量 5～10Gy

（续　表）

淋巴瘤亚型	指　征	治疗原则
外周 T 细胞淋巴瘤	ALK 阳性的 ALCL，Ⅰ～Ⅱ期	• 化疗 ×3+RT 或化疗 ×6+RT，ISRT 40Gy/2Gy/20f，可根据具体情况残留部位补量照射
	PTCL，NOS/ALK 阴性 ALCL/AITL/EATL，Ⅰ～Ⅳ期	• 化疗 ×6+RT，ISRT 40～50Gy/2Gy/20～25f
结外黏膜相关淋巴组织淋巴瘤	Ⅰ～Ⅱ期非大肿块	• ISRT 24～30Gy/2Gy/12～15f
	Ⅲ～Ⅳ期	• 姑息性放疗剂量 4Gy/2Gy/2f
滤泡淋巴瘤	Ⅰ～Ⅱ期非大肿块	• ISRT 24～30Gy/2Gy/12～15f
	Ⅲ～Ⅳ期	• 姑息性放疗剂量 4Gy/2Gy/2f
CLL/SLL	Ⅰ期	• ISRT 24～30Gy/2Gy/12～15f • 姑息性放疗剂量 4Gy/2Gy/2f

（续 表）

淋巴瘤亚型	指 征	治疗原则
MCL	Ⅰ～Ⅱ期非大肿块	• 化疗后放疗或单纯放疗，ISRT 24～30Gy/2Gy/12～15f
原发皮肤 B 细胞淋巴瘤	边缘带或滤泡型，单发或局限于区域	• 局部放疗，ISRT 24～30Gy/2Gy/12～15f
	大 B 细胞，腿型，单发或局限于区域	• RCHOP+RT 或单纯放疗，40Gy/2Gy/20f
蕈样霉菌病	局限的斑块或瘤块	• 局部放疗或全身电子线照射，24～30Gy/2Gy/12～15f，局部肿块可进一步推量

a. 非大肿块，<3 个受累部位，ESR<50，无结外受累

b. 非大肿块，<4 个受累部位，ESR<50，± 结外受累

c. 早期预后不良因素：年龄>60 岁，LDH 增高，ECOG 评分≥2 分，原发肿瘤侵犯和Ⅱ期

样受累时的 DLBCL 化疗后的射野更大。照射时充分考虑器官运动形成的 ITV，之后形成 PTV。

(2) ISRT 结外病变：结外病变的射野原则与结内病变类似。但在某些结外器官原发病变中，CTV 需要包括整个器官，如胃、唾液腺、甲状腺。在其他的结外器官中，如眼、乳腺、肺、骨、皮肤等，可考虑部分器官照射。多数情况下，不需进行未受累淋巴结的预防照射。

3. 不同部位淋巴瘤的放疗定位、靶区和剂量

(1) 头颈部淋巴瘤放疗流程。

①模拟定位：定位前，需嘱患者口腔处理；长发患者将头发剪短；制作口含器（鼻腔照射时），舌尖抵至牙齿后方，避免舌根后坠；皮肤受侵时皮肤表面加补偿膜。定位时，头颈肩架及头颈肩面罩固定（可使用发泡胶制作个体化头枕，配合头颈肩面罩固定）。体位采用仰卧位，双手置于身体两侧，头先进。定位中心点视肿瘤中心位置，选在鼻腔 / 鼻咽。CT 增强扫描，层厚为 3mm；PET/CT 融合，层厚为 3.75mm；可考虑做 MRI 定位，以提高软组织分辨率。扫描范围为颅顶 – 气管隆嵴。

如果 PET 或 PET/CT 图像不是模拟定位取得的，就必须与 CT 模拟图像进行融合，这样最初的感兴趣区才能够在模拟图像上显示。如果融合无法实现，可进行仔细的人工勾画。最理想的是，

采用治疗体位及相应固定装置获得所有图像。

②鼻腔原发的结外鼻型 NK/T 细胞淋巴瘤靶区勾画：具体如下。

化疗前 GTV/ 化疗后 GTV/GTVnd：影像、内镜、体检发现的淋巴瘤侵犯范围都应当在定位图像上勾画出来。

CTV－原发肿瘤：GTV 外放至少 5mm 安全界，包括高危区域（全部鼻腔、同侧上颌窦内侧壁、前组筛窦、硬腭、后鼻孔和鼻中隔）（图 23-1）。存在下列情况时，CTV 进一步扩大，例如当肿瘤邻近或侵犯后鼻孔、鼻咽时，选择同层面的全部鼻咽；当前组筛窦受累时，选择后组筛窦；当上颌窦明确受累时，选择同侧整个上颌窦；当累及局部皮肤时，加 0.5～1cm 补偿；当眼眶受累时，包括（化疗 / 手术前）眶内肿瘤并给予 3mm 安全界。未受侵的眶内结构建议不进行照射。

CTV－淋巴结：无淋巴结受累时，不进行颈部淋巴结预防照射，但当初始引流淋巴结（如咽后淋巴结）邻近原发灶并可疑受累时，应予以照射。咽后淋巴结受累时，包括咽后及颈部Ⅱ区淋巴结引流区。颈部淋巴结受累时，包括双侧颈部淋巴结。

PTV：CTV 基础上外扩 0.3～0.5cm。

处方剂量：50Gy/2Gy/25f。

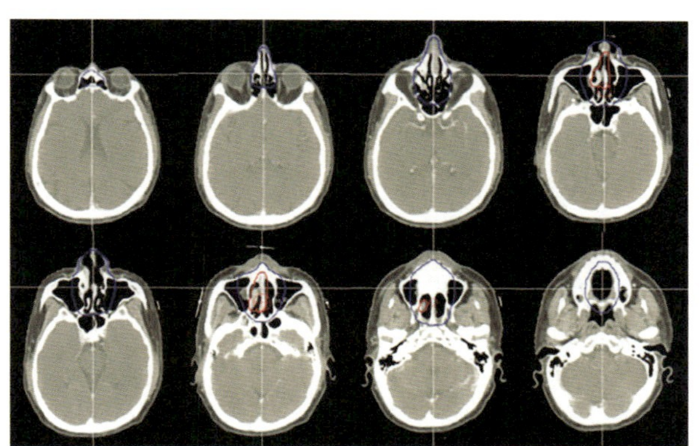

▲图 23-1　I 期（局限于鼻腔）结外鼻型 NK/T 细胞淋巴瘤患者靶区示例

红色为化疗前 GTV，化疗前病变包括鼻中隔（已穿孔）及右侧下鼻甲；蓝色为 CTV，包括双侧鼻腔、双侧上颌窦内侧 1/3、前组筛窦

③鼻腔以外上呼吸消化道 ENKTCL 靶区勾画：具体如下。

化疗前 GTV/ 化疗后 GTV/GTVnd：影像、内镜、体检发现的淋巴瘤侵犯范围都应当在定位图像上勾画出来。

CTV- 原发肿瘤：（化疗 / 手术前）GTV 外放至少 5mm 安全边界，原发肿瘤位于韦氏环时，包括整个韦氏环（鼻咽、扁桃体、舌根、口咽、后鼻孔）及邻近受侵器官组织。原发肿瘤位于口腔、喉和下咽，整个组织结构，邻近受累软组织及至少 2cm 的安全边界。

CTV- 淋巴结：无淋巴结受累时，应考虑（上颈）颈部淋巴结预防照射。当颈部淋巴结受累时，包括双侧颈部淋巴结。

PTV：CTV 基础上外扩 0.3～0.5cm。

处方剂量：50Gy/2Gy/25f。

④头颈弥漫大 B 细胞淋巴瘤（DLBCL）靶区勾画：具体如下。

化疗前 / 后 GTV：化疗前 / 后影像学上可见大体肿瘤。

CTV：化疗前 GTV 范围，确保包括化疗后 GTV；当不确定性较大时，考虑外放一定边界以确保包括全化疗前 GTV，骨骼、肌肉、肺脏等解剖屏障应收回。

PTV：CTV 基础上外扩 0.3～0.5cm。

处方剂量：PTV（化疗 CR 后），30～40Gy/2Gy/15～20f；PTV（化疗 PR/SD 后），36～45Gy/1.8～2Gy/18～25f；PTV（化疗 PD 后），40～50Gy/2Gy/20～25f。

⑤头颈部淋巴瘤正常器官勾画：包括脊髓、脑干、腮腺、喉、视神经、视交叉、臂丛神经、眼球、晶状体、下颌骨、甲状腺、垂体、颞叶。

(2) 眼附属器 MALT 淋巴瘤放疗流程。

①定位：定位前，长发患者将头发剪短；采用头颈肩架，头颈肩膜，双手置于身体两侧，头先进。定位中心点选取双眼，层厚 2mm，扫描范

围上至颅顶，下至颌下或锁骨上。

②放疗靶区：具体如下。

CTV- 结膜受侵：以眼眶骨性边缘为界，并应包括任何确定或可疑受累的骨或眶外浸润；对局限于结膜和眼睑的肿瘤，照射靶区应该包括整个结膜返折到穹隆部（图 23-2）。

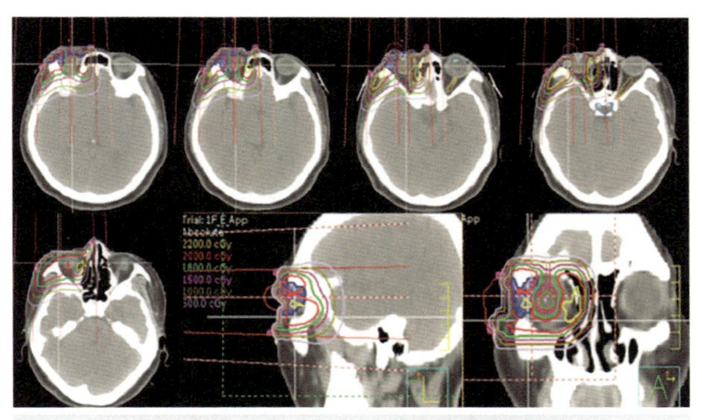

▲图 23-2　结膜 MALT 患者靶区及照射示例

蓝色为 CTV，受累的结膜；玫红色为 PTV，铅丝简单标记定位骨性眼眶。使用 9MeV 或 12MeV 电子线，单前野垂直照射

CTV- 结膜外受侵（球后受侵）：全部骨性眼眶及眶外病灶，强调包括全眼眶特别是球后。

PTV：三维外扩 0.3～0.5cm，也可考虑使用简单定位标记的 PTV 边界给量。

③根治性处方剂量：24Gy/2Gy/12f；姑息治疗剂量，4Gy/2Gy/2f。

注意事项：仅浅表结膜受累时，使用 9Mev

或 12MeV 电子线，单前野垂直照射；对于泪腺和眼球后等较深位置原发者，则需要采用高能 X 线照射；结膜受侵电子线照射时，双眼直视前方，根据患者角膜订制铅珠，铅珠悬于铅档上，正对相应眼角膜、晶状体位置；当病变邻近瞳孔，不能使用铅挡，避免因为保护晶状体而遗漏病变，导致治疗失败；很多中心常规不使用铅挡，约 40% 患者发生白内障，后续晶状体置换。

(3) 纵隔淋巴瘤放疗流程。

①定位：呼吸训练，深吸气屏气定位；对于呼吸较浅者或训练依从性差者，可行 4D-CT 扫描；定位装置可选用胸腹发泡胶或真空垫，或颈胸一体架扣颈胸体膜；体位为双手交叉置于头顶，头先进；定位中心选在纵隔；增强 CT 扫描，层厚为 5mm；PET/CT 层厚为 3.75mm，扫描范围为颅顶 $-L_2$ 椎体；累及淋巴结，照射要求有化疗前治疗体位下 PET/CT，化疗后根据治疗前 PET/CT 确定 CTV；受累部位照射适用于化疗前未做 PET/CT 定位，化疗后靶区根据常规影像学检查确定。

②放疗靶区：具体如下。

化疗前 / 后 GTV：化疗前 / 后影像学上可见的大体肿瘤（图 23-3）。

CTV：化疗前 GTV 范围，确保包括化疗后 GTV；当不确定性较大时，考虑外放一定边界以确保包括化疗前 GTV，骨骼、肌肉、肺脏等解剖屏障应收回。

PTV：CTV 外扩 0.5～1cm（呼吸控制时）。

③处方剂量：具体如下。

PTV（化疗 CR 后）：30～36Gy/2Gy/15～18f。

PTV（化疗 PR/SD 后）：36～45Gy/1.8～2Gy/18～25f。

PTV（化疗 PD 后）：40～50Gy/2Gy/20～25f。

④正常器官：包括脊髓、心脏、左前降支、双肺、乳腺、食管、气管。

(4) 胃淋巴瘤放疗流程。

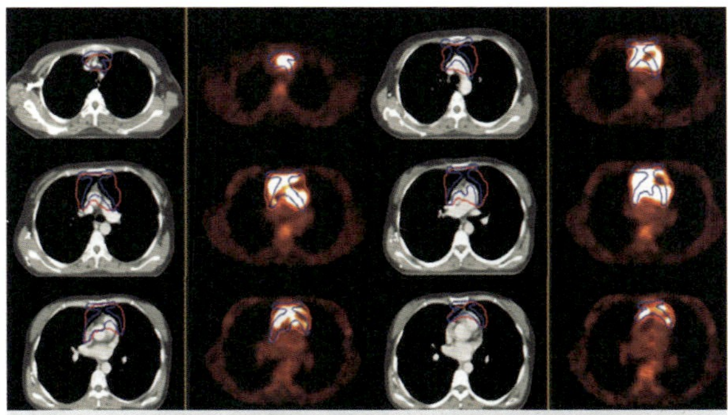

▲图 23-3　纵隔 DLBCL 患者接受化疗后评效为 mCR，巩固放疗示例

深吸气屏气技术定位后，融合化疗前 PET/CT 图像。融合时因体位及呼吸状态变化，以肿瘤附近解剖结构为主要配准依据。红色为化疗前 -GTV，化疗前 PET/CT 提示的前纵隔大体肿瘤；蓝色为 CTV，化疗前 GTV 范围，遇到骨骼、肌肉、肺脏等解剖屏障应收回

①定位：定位前空腹4～6h，胸腹平架＋体膜固定+4D-CT泡沫垫+DIBH呼吸门控技术（推荐）；双手交叉抱肘置于额前或发泡胶上，头先进；中心选取为胃；吸气屏气时增强扫描（或4D增强，不做呼吸控制），层厚为5mm；范围为气管隆嵴至L_5椎体。

②放疗靶区：具体如下。

全胃：见图23-4。

GTVnd：影像学上可见化疗前淋巴结区。

CTV：全胃＋阳性淋巴结。

ITV（4D-CT定位时）：4D-CT各呼吸相的胃边界；推荐使用呼吸控制技术，可不设置ITV。

PTV：ITV三维外扩0.7～1cm。

③ DLBCL处方剂量：具体如下。

PTV（化疗CR后）：30～36Gy/2Gy/15～18f。

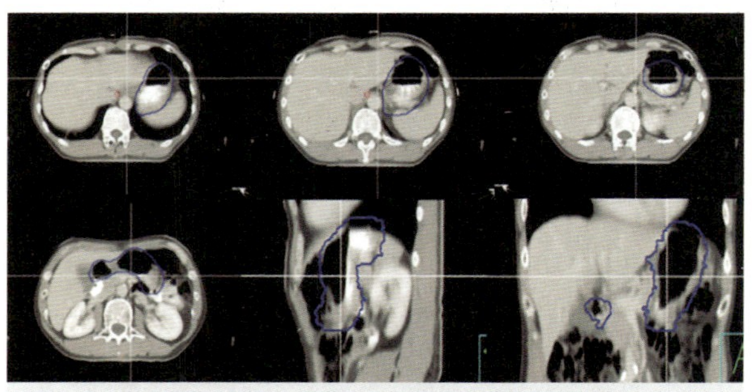

▲图23-4　胃MALT淋巴瘤患者放疗示例

空腹，4D-CT定位，蓝色为ITV，4D-CT各呼吸相的胃边界

PTV（化疗 PR/SD 后）：36～45Gy/1.8～2Gy/18～25f。

PTV（化疗 PD 后）：40～50Gy/2Gy/20～25f。

MALT 处方剂量：24Gy/2Gy/12f。

④正常器官：包括肝脏、心脏、肾脏、脊髓。

(5) 腹盆腔淋巴瘤放疗流程。

①定位：盆腔放疗时排空膀胱直肠，近直肠的病灶可参照直肠癌（图 23-5）；胸腹部定位使用发泡胶或体膜，仰卧，双手交叉置于头顶，头先进；邻近膈肌部位（如胃、脾）时考虑呼吸控制技术。中心定在大体肿瘤处。增强层厚为 5mm，PET/CT 层厚为 3.75mm。根据累及部位确定，上至气管隆嵴，下至盆腔下。

受累淋巴结照射要求有化疗前治疗体位下

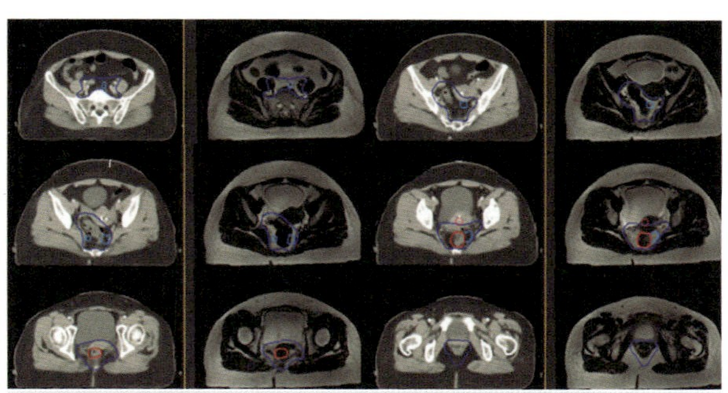

▲图 23-5　直肠 DLBCL（伴 MALT 成分）患者化疗后 mCR，巩固放疗示例

红色为化疗前 GTV，化疗前直肠病变；天蓝色为化疗前 GTVnd，化疗前阳性淋巴结；深蓝色为 CTV，直肠系膜

PET/CT，化疗后根据疗前 PET/CT 确定 CTV；受累部位照射适用于化疗前未做 PET/CT 定位，化疗后靶区根据常规影像学检查确定。

②放疗靶区：具体如下。

化疗前 / 后 GTV：化疗前 / 后影像学上可见大体肿瘤。

CTV：化疗前 GTV 范围，确保包括化疗后 GTV；当不确定性较大时，考虑外放一定边界以确保包括化疗前 GTV，骨骼、肌肉、肺脏等解剖屏障应收回。

PTV：CTV 外扩 0.5～1cm，根据本中心的误差范围进行调整。

③处方剂量：95%PTV 30～40Gy/2Gy/15～20f。

④正常器官：包括心脏、双肾、肝脏、十二指肠、小肠、大肠、胃、直肠、膀胱。

（刘　欣）

第 24 章　脑转移

一、基本特点

脑转移癌是最常见的颅内肿瘤，高达 20%～40% 的癌症患者病程中会出现脑转移，是 30%～50% 癌症患者的直接死因。80% 的患者为多发脑转移。最常见于皮质和髓质交界处，MRI 上典型表现为边界清晰的肿物，通常 T_1 成像为低信号，而在 T_2 成像上为高信号区，肿瘤的周围常伴明显水肿，占位效应明显。发生部位：80% 位于大脑，15% 位于小脑，5% 位于脑干。最常见的原发部位来自于肺癌（50%）、乳腺癌（20%）、黑色素瘤（10%）、结肠癌（5%）。最常见的临床表现包括认知功能受损（60%）、偏瘫（60%）、头痛（50%）、失语（20%）、癫痫（20%）。整体预后差。

二、诊断

依据患者病史、临床表现（头痛、恶心、呕吐，肢体无力、复视、声音嘶哑等神经功能异常，癫痫发作、抑郁、嗜睡、淡漠、意识障碍等精神状态改变）、体格检查（颈项强直、脑膜刺激征等）、病理活检、脑 MRI 和 CT 等影像学检查为诊断提供依据。

三、临床 TNM 分期

均为Ⅳ期患者。以肺癌为例，根据 UICC/AJCC 第 8 版的临床 TNM 分期，脑转移属于：M_{1b}，外肺 / 胸膜外的远处转移；或 M_{1c}，多发转移灶，其余同 M_{1b}；属于ⅣA 或者ⅣB 期患者。

四、治疗原则

全身治疗基础上，进行针对脑转移灶的治疗。

不论患者采用何种全身药物治疗，对于有症状性脑转移的患者应接受局部治疗，如手术或放疗。

除非 KPS≤50，或 KPS＜70 且无全身药物治疗，对于无症状性脑转移的患者不应推迟局部治疗。

对无症状且无全身治疗的 1～4 个脑转移灶的患者，若未行手术切除，除小细胞肺癌外，建议行立体定向放疗。对脑转移灶数目较多（4～10 个），累积肿瘤体积＜15ml 的患者，也可考虑使用 SRS。

对于 1～2 个脑转移灶的患者，行手术切除（包括完全或不完全切除）后，应仅对术腔进行 SRS，相对于 WBRT，能提高局控率并减少神经认知损伤。

所有脑转移灶均行手术切除后或 SRS 后，不建议进行术后 WBRT（为了达到最大的颅内控制率，或无法进行密切影像学随诊监测脑部病变进展时，可以给予 SRS 基础上加 30Gy/10f 的全脑放疗）。

对于 4 个以上脑转移灶且未行手术切除，或 2 个以上脑转移灶行手术切除后，状态较好（KPS≥70）的患者，SRS、WBRT 或 SRS 联合 WBRT 治疗的疗效无显著差异。对于预后较好或全身治疗对转移灶有效的患者，SRS 可能更有优势。

对于接受全脑放疗，并且没有海马区域转移灶、预期生存期在 4 个月及以上的患者，应口服美金刚片并进行海马保护放疗。

对于 KPS≤50 的无症状性脑转移患者，或 KPS＜70 且无全身治疗的患者，不能从脑部放疗中获益，应考虑给予支持治疗。

对于小细胞肺癌 20 个以下转移灶，或其余恶性肿瘤 10～20 个转移灶，可采用全脑照射联合转移灶同步加量放疗。

五、放疗

1. 模拟定位

(1) 治疗前准备：尽量剃光或剃短头发。

(2) 定位过程：CT 定位：患者仰卧位，双手紧贴于身侧，头垫 B 枕，热塑头颈肩膜或头膜固定。头顶至 T_1 椎体上缘水平，扫描层厚为 2～3mm，进行平扫（若不能做增强 MRI 定位，可行增强 CT 扫描）。

MRI 定位：采用 CT 定位同样的固定模和体位，行 T_1、T_2 扫描（有条件的单位，可加做 T_1 增强、T_2压水、DWI 序列，以及增加皮髓质对比度的 bravo 序列扫描，从而增加病变的勾画准确性）；扫描层厚和 CT 扫描一致，2～3mm。

扫描完成后，在计划系统里将两套图像融合，在 CT 图像上，依据 MRI 的病变位置进行靶区勾画。

2. 靶区的定义和勾画

(1) 转移灶术后的术腔 SRS。

①靶区定义和勾画：包括 CTV 和 PTV。

CTV：一般即为手术后的腔隙，可根据治疗前影像学检查所示、术中描述、术后病理情况，确定的原发灶与周围结构、器官所毗邻的区域进行微调。如术中放置标记，则须参考标记范围。

PTV：治疗前必须行 IGRT，CTV 三维外放 0.1～0.2cm。

②建议处方剂量（术腔单次 SRS）：具体见表 24-1 和图 24-1。

表 24-1　建议处方剂量（术腔单次 SRS）

术腔体积（ml）*	单次 SRS 剂量
＜4.2ml	2000～2400cGy
4.2ml≤术腔体积＜8.0ml	1800cGy
8.0 ml≤术腔体积＜14.4ml	1700cGy
14.4 ml≤术腔体积＜20ml	1500cGy

（续　表）

术腔体积（ml）*	单次 SRS 剂量
20ml≤术腔体积＜30ml	1400cGy
≥30ml	1200cGy

*. 鉴于术腔的形状不规则，此数据是基于术腔的最大横截面直径＜5.0cm 所得

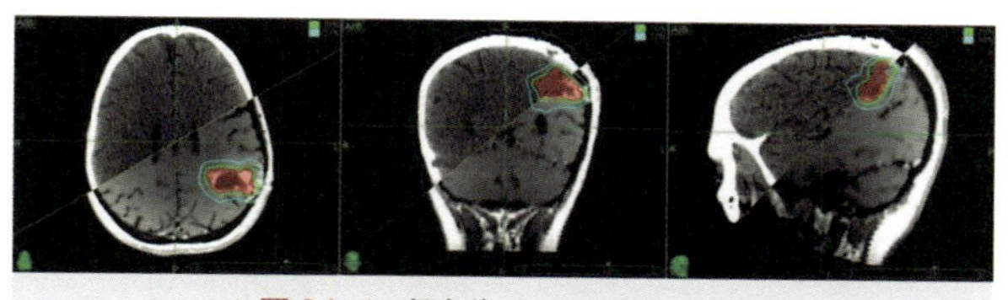

▲图 24-1　绿色为 CTV，蓝色为 PTV

(2) 转移灶的 SRS。

①靶区定义和勾画：包括 GTV 和 PTV。

GTV：结合 CT 和 MRI 确定的脑转移病灶。

PTV：治疗前必须行 IGRT，GTV 三维外放 0.1～0.2cm。

②建议处方剂量：具体见表 24-2。

表 24-2　建议处方剂量

转移灶直径	建议处方剂量（cGy）
＜2cm	2000～2400cGy/1f，2700cGy/3f，3000cGy/5f
2cm≤转移灶直径＜3cm	1800cGy/1f，2700cGy/3f，3000cGy/5f

（续　表）

转移灶直径	建议处方剂量（cGy）
3cm≤转移灶直径＜4cm	1500cGy/1f，2700cGy/3f，3000cGy/5f
4cm≤转移灶直径＜6cm	2700cGy/3f，3000cGy/5f，或单次剂量更低的分次照射

(3) 全脑放疗。

①靶区定义及勾画：包括 CTV 和 PTV。

CTV：CT 或 MR 确定的全脑，下界为枢椎齿突顶部。

PTV：依据各中心的摆位误差数据，为 CTV 三维外扩 0.3～0.5cm。

有条件的中心，建议进行海马保护放疗。

②建议处方剂量：2000cGy/5f，3000cGy/10f，3500cGy/14f，3750cGy/15f。

③正常组织耐受剂量：具体见表 24-3。

表 24-3　正常组织耐受剂量

组织	耐受剂量
脑干	D_{max}＜54Gy
脊髓	D_{max}＜45Gy
视神经	D_{max}＜54Gy
视交叉	D_{max}＜54Gy
颞叶	D_{max}≤60Gy 或超过 V_{65}≤1ml

（续　表）

晶状体	D_{max}≤9Gy
垂体	D_{max}≤54Gy
眼球	D_{max}≤50Gy

（邓　垒）

第 25 章　骨转移

一、基本特点

高达 80% 的晚期实体瘤患者会发生脊柱、骨盆或四肢骨转移。最常见的原发肿瘤是乳腺癌、前列腺癌、肺癌、甲状腺癌和肾癌。胃肠道癌转移到骨骼的概率相对较低。骨转移通常发生在红骨髓中，因此常见的转移部位和红骨髓的分布一致：脊柱（腰椎＞胸椎）＞骨盆＞肋骨＞股骨＞颅骨。骨转移会导致正常骨重塑的失调，表现为成骨性、溶骨性或混合性病变。溶骨性转移灶的骨质破坏由破骨细胞介导，破骨细胞由肿瘤细胞产生的因子激活，如 TGF-β、PTH-rP、IL-1 和 IL-6。虽然经典的骨转移灶主要是成骨性或溶骨性的，但绝大多数转移灶由这两种成分共同组成。成骨性转移灶常见于前列腺癌、小细胞肺癌、霍奇金淋巴瘤、类癌。溶骨性转移灶常见于肾细胞癌、黑色素瘤、多发性骨髓瘤、非小细胞肺癌、甲状腺癌、非霍奇金淋巴瘤。混合型转移灶常见于乳腺癌、胃肠道癌、鳞状细胞癌。临床表现最常见的症状是疼痛、活动能力下降（70%）、病理性骨折（10%～20%）、高钙血症（10%～15%）、脊髓 / 神经受压（5%）和骨髓功能减退。

二、诊断

依据患者病史、临床表现（局部肿胀、疼痛、活动受限、骨折、骨畸形等）、体格检查、病理活检、转移部位 MRI（溶骨性转移，T_1 加权像表现为低信号，T_2 加权像表现为高信号；成骨性转移，T_1 加权像和 T_2 加权像都为低信号）、CT、PET/CT、骨扫描等影像学检查为诊断提供依据。

三、临床 TNM 分期

根据 UICC/AJCC 第 8 版的临床 TNM 分期，骨转移均为Ⅳ期患者。

四、治疗原则

全身治疗基础上，进行针对骨转移灶的治疗。主要目的是姑息止痛治疗，如果患者是具有手术指征，则优选手术，再行放疗。常规放疗有很好的止痛效果，但疼痛的完全缓解率较低，为10%～20%。近期数据显示对转移灶行 SBRT 能改善疼痛的完全缓解率和局部控制率。

五、放疗

1. 模拟定位

(1) 治疗前准备：建议在定位前进行必要的药物止痛治疗。

(2) 定位过程。

CT 定位：依据不同的转移部位，采取相应的体位及固定方式，注意患者疼痛对体位保持的影响，尽量采用患者最舒适的体位；扫描层厚为 3～5mm；平扫或增强 CT 扫描。

MRI 定位：采用 CT 定位同样的固定模和体位，行 T_1、T_2 扫描（有条件的单位，可加做 DWI 序列，从而增加病变的勾画准确性）；扫描层厚和 CT 扫描一致，3～5mm。

扫描完成后，在计划系统里将两套图像融合，在 CT 图像上，依据 MRI 的病变位置进行靶区勾画。

2. 靶区的定义和勾画

(1) 椎体病灶的常规剂量放疗。

① 靶区定义和勾画：包括 GTV、CTV 和 PTV。

GTV：CT 或 MR 确定的椎体转移灶及周围受侵的软组织。

CTV：病变部位上下各放一个椎体 + 受侵软组织，以及椎体外放 0.5～1cm。

PTV：依据各中心的摆位误差数据，为 CTV 三维外放 0.3～0.5cm

② 建议处方剂量：8Gy/1f，20Gy/5f，30Gy/10f。若周围无重要的剂量限制器官，可适当增加剂量，取得更好的疼痛缓解效果和局部控制。

(2) 椎体病灶的 SRS。

①靶区定义和勾画：包括 GTV 和 PTV。

GTV：CT 或 MRI 确定的椎体转移灶及周围受侵的软组织（图 25–1）。如果病灶累及椎体，则 CTV 包括整个椎体；如果病灶累及同侧椎弓根和（或）横突，则 CTV 包括整个同侧后段（椎弓根、椎板和横突）± 棘突；如果病灶累及同侧椎弓根、椎板和（或）横突，则 CTV 包括整个同侧后段（椎弓根、椎板和横突）+/– 棘突；如果病灶累及双侧椎弓根和（或）横突，则 CTV 包括后段解剖 ± 棘突；如果病灶累及双侧椎弓根、椎板和（或）横突，则 CTV 包括整个后段解剖结构和棘突；如果病灶仅累及棘突，则 CTV 包括棘突 + 双侧椎板 ± 椎弓根。

PTV：治疗前行 IGRT，CTV 三维外放 0.2～0.3cm。

②建议处方剂量：具体见表 25–1。

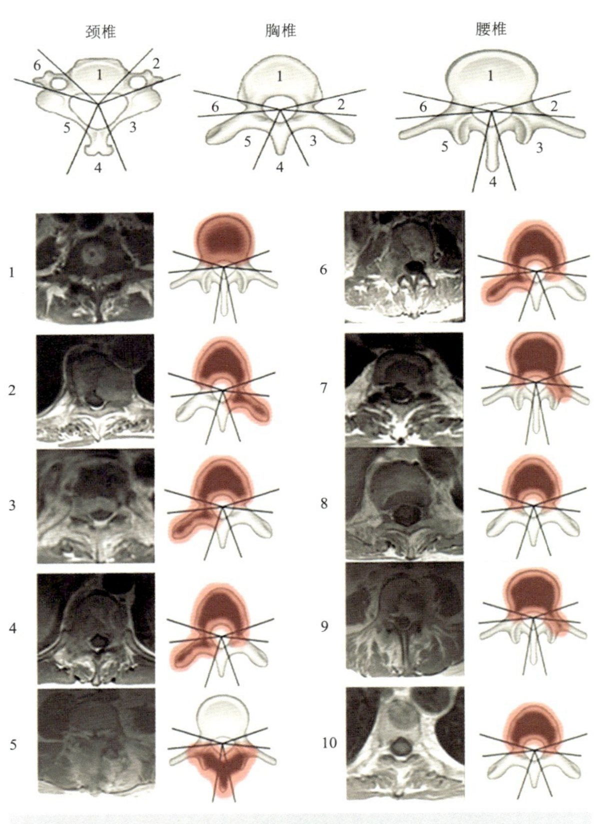

▲图 25-1 椎体病灶靶区定义和勾画

表 25-1 对放疗敏感/不敏感肿瘤的处方剂量

	对放疗不敏感的肿瘤	对放疗敏感的肿瘤
首次放疗	24Gy/16Gy/1f	18Gy/16Gy/1f
再程放疗	27Gy/24Gy/3f	27Gy/21Gy/3f

(3) 非椎体病灶的常规放疗。

①靶区定义和勾画：包括 GTV、CTV 和 PTV。

GTV：CT 或 MR 确定的骨转移灶及周围受侵的软组织。

CTV：GTV 外扩 1～2cm。

PTV：依据各中心的摆位误差数据，为 CTV 三维外扩 0.3～0.5cm。

②建议处方剂量：8Gy/1f，20Gy/5f，30Gy/10f。若周围无重要的剂量限制器官，可适当增加剂量，取得更好的疼痛缓解效果和局部控制。

(4) 非椎体病灶的 SBRT。

①靶区定义和勾画（图 25-2）：包括 GTV、CTV 和 PTV。

GTV：CT 或 MR 确定的椎体骨转移灶及周围受侵的软组织。

CTV：对于骨皮质完整者，强烈推荐 GTV 骨内方向外放 5～10mm 形成 CTV；对于有周围软组织受侵或有骨皮质破坏者，强烈推荐 GTV 骨外方向外放 5～10mm 形成 CTV；必须按照解剖屏障（如腹腔、胸腔、未受累的关节间隙和骨皮质）手动修回 CTV。

PTV：治疗前行 IGRT，CTV 三维外放 0.2～0.3cm。

② 建议处方剂量：无明确标准，SABR-COMET-3 采用 35Gy/5f，或可参照椎体转移灶

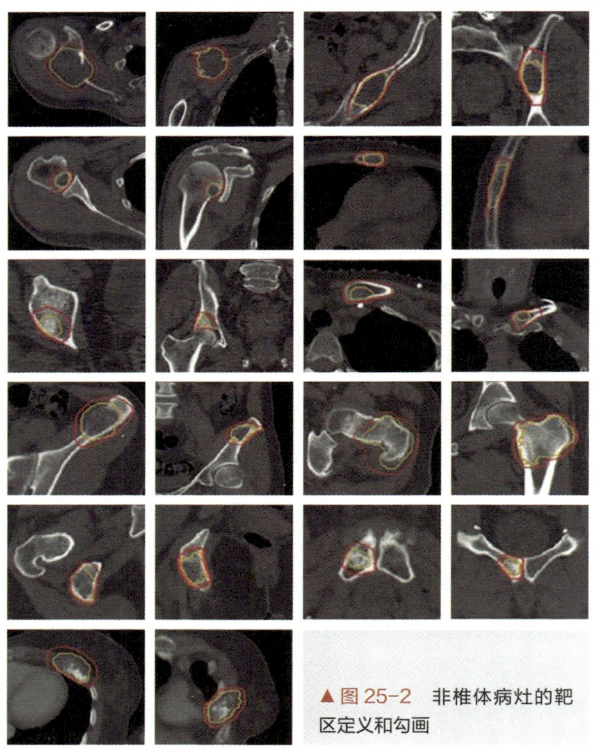

▲图 25-2　非椎体病灶的靶区定义和勾画

SBRT 的剂量。若周围无重要的剂量限制器官，可适当增加剂量，取得更好的疼痛缓解效果和局部控制。

（邓　垒）

相关图书推荐

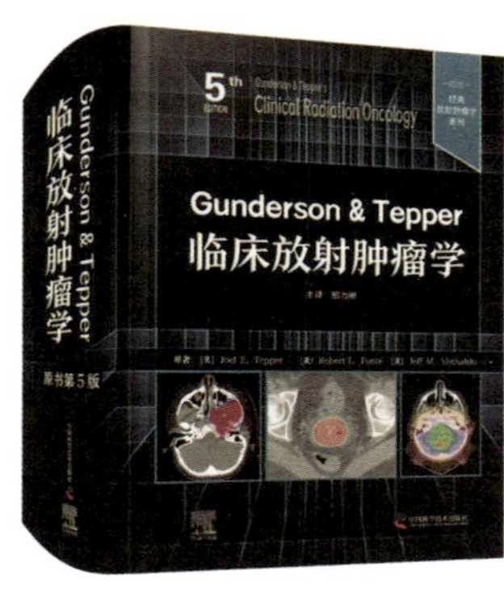

原著　[美] Joel E. Tepper
　　　[美] Robert L. Foote
　　　[美] Jeff M. Michalski
主译　邢力刚
定价　498.00 元

本书引进自 Elsevier 出版社，由美国北卡罗来纳大学医学院 Joel E. Tepper 教授、梅奥医学中心 Robert L. Foote 教授、华盛顿大学医学院 Jeff M. Michalski 教授联合主编，200 余位国际知名专家共同编著。该书首版问世至今历经 20 余年，先后 4 次修订更新。全新第 5 版全面介绍了放射肿瘤学的科学基础及技术和模式，并根据肿瘤疾病的发生部位，分篇章进行了充分论述与讨论，涵盖了流行病学、疾病诊断、治疗原则及治疗方案等，同时介绍了本领域的最新进展，包括更新的治疗共识、新药疗效探索、最佳治疗模式等，为合理应用放疗技术治疗肿瘤患者提供了理论依据和实践启发。本书内容全面，图文并茂，适合放射肿瘤专业医师、放射治疗师、肿瘤外科医师、肿瘤内科医师及广大医学生阅读参考。